Monthly Book

Medical Rehabilitation
編集企画にあたって………

　2020 年の初頭から世界的に猛威をふるい続けている新型コロナウイルス感染症（COVID-19）においては我が国も例外ではなく，実に多くの方が感染し，お亡くなりになった方も少なくありません．今回の危機は社会に大きな影を落としました．未知の感染症であり，人によっては重篤な呼吸器症状を呈し，当初は治療法，もちろんワクチンもなく，人々は防衛策として基本的な感染症対策を行うしかありませんでした．未知なる感染症への恐れによって私たちのコミュニティも暗い霧に覆われたような気持ちになり，人の活動も大いに制限せざるを得ないところに追い込まれました．医療界とそこに頼る様々な患者の皆さんも，日常生活における制限，そして受診活動も控えるようになったと思います．特にリハビリテーションの世界では，身体活動を制限されることはその目的を達成する手段を大きく阻まれていることに他なりません．急性期・回復期の各々のステージにおいても，この間，入・退院や院内の治療において COVID-19 の影響による有形無形の影響があったと聞いています．そしてそこからようやく退院して地域生活を始めて，よりよく暮らすための援助をしていくことが生活期のリハビリテーションであり，この領域に携わる事業所やスタッフにおいても様々な取り組みがなされていたと思います．

　今回の企画は，このような生活期のリハビリテーションの代表として訪問リハ・通所リハを取り上げ，その経験を後々につなげるために記憶が新たなうちに経験した困難とそれに対する対処・工夫を各地の方々に報告していただくことにしました．報告者の立場や地域は少しずつ異なっていますが，COVID-19 の社会的な感染状況に応じて，管理者・従事者として試行錯誤しながらの苦悩と奮闘とそこから得られた学びについて，忌憚なく述べていただいています．これは，一つの記録としても重要な意味があると考えています．

　2021 年 11 月 1 日現在，ワクチン接種も進み，新たな発症者数は下火になっており，社会活動は徐々に活気を取り戻しつつあります．しかし，この後どのような展開が待ち受けているのか予断を許さず，まだまだ，戦いの途中であると認識しています．そのような現状において，読者の皆さんにおかれましても，本企画について共有していただくことで，今後の在宅リハビリテーションをともに考えていただきたい，このように思っております．

2021 年 11 月

宮田昌司

Monthly Book

Medical Rehabilitation
編集企画にあたって………

　生活期リハビリテーションの中でも，対人交流を伴う通所リハビリテーション（以下，通所リハ）は，クラスターなど感染症拡大防止に向けた様々な対策に苦慮することはもとより，利用者や家族が感染への恐れからサービス利用をキャンセルする「利用控え」によって，居宅サービスの中で最も利用率が下がりました（－13.9%）．これにより，令和2（2020）年度に実施された「新型コロナウイルス感染症の介護サービス事業所の経営への影響に関する調査研究事業（実施主体：株式会社三菱総合研究所）」では，通所リハの80.9%で経営が悪化したと回答し，居宅サービスの中で最も高い数字であったことから，全国的に事業運営に大きなダメージを受けたと言えます．

　ただでさえ，新型コロナウイルス感染症のまん延が目前に迫った令和2（2020）年度介護事業経営実態調査（令和元（2019）年度実績）において，収支差率1.8%と居宅サービス内で最も低い数字であった通所リハは，コロナ禍において経営悪化にさらに追い打ちをかけられましたが，施設基準が維持できない事態には，厚生労働省も「臨時的取扱い」等で緩和策を設け，経済的には「緊急包括支援事業」として救済措置を講じており，各事業所ではどうにか耐え忍んできたと言えます．

　一方で，事業所内はもとより送迎，居宅訪問やリハビリテーション会議など，三密が作られやすい環境下にある通所リハであるがゆえに，継続したサービス提供のための工夫が随所にみられるようになりました．利用控えされている方には，自己管理下で行える運動メニューや自己体力チェックの方法を提示し，運動や生活を自己管理できるようサポートしたり，オンライン会議システムを活用したリモートでのアセスメントやアドバイス，希望される方には訪問リハビリテーションへの切り替えで対応するなど，利用者の生活機能を維持すべく，様々な方法論での対応を進めました．

　また，リハビリテーション会議も重要であるため，上記同様にオンライン会議システムを大いに活用するようになりました．会議を開催するためには，関係機関をはじめ利用者やその家族も手順を理解する必要があり，そちらへのサポートも積極的に行われました．

　こういったコロナ禍だからこそその創意工夫は，激甚災害による被災時や感染症のまん延時といった緊急時にとどまらず，日常から効果的かつ効率的に事業所運営やサービス提供を行うための方法論となったのではないでしょうか．

　本特集では，通所リハサービスとして，コロナ禍にありながら，利用者や家族の暮らしを支えるための総意工夫を積極的かつ先駆的に実践されてきた事業所の担当者に執筆をお願いしました．これからの事業所運営のために大いに参考にしていただければ幸いです．

2021年11月
岡野英樹

Key Words Index

Writers File

ライターズファイル（50音順）

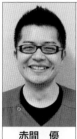

赤間 優
（あかま ゆう）

2007年	国際医療福祉大学保健学部理学療法学科卒業 札幌西円山病院リハビリテーション部理学療法科
2017年	札幌渓仁会リハビリテーション病院臨床統括センター外来・通所リハ
	全国デイケア協会認定管理者（現：認定デイ・ケアマスター）
2018年	札幌渓仁会リハビリテーション病院，副主任・デイケア管理者代行 同院地域医療支援センター通所リハ，副主任
2020年	一般社団法人 全国デイケア協会研修認定委員会，委員

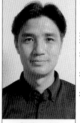

永耒 努
（えいらい つとむ）

1995年	神戸総合医療専門学校言語聴覚士科卒業 医療法人大道会ボバース記念病院リハビリテーション部
2001年	個人事業主開業
2008年	株式会社コンパスを創業 代表取締役就任
2009年	一般社団法人 訪問リハビリテーション振興財団，委員（研修班）
2014年	一般社団法人 日本言語聴覚士協会 介護保険部，委員
2016年	一般社団法人 訪問リハビリテーション学会，理事
	一般社団法人 大阪府言語聴覚士協会，理事 東大阪市POS連絡協議会，理事

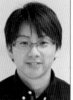

竹重 雄太
（たけしげ ゆうた）

2007年	専門学校東京医療学院作業療法学科卒業
2007年	医療法人真正会 霞ヶ関南病院
2014年	同法人霞ヶ関中央クリニック訪問リハビリテーション事業所
2015年	同法人デイホスピタル（短時間型通所リハビリテーション事業所）
2019年	一般社団法人 全国デイ・ケア協会研修認定委員会，委員

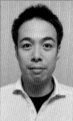

新井幸起
（あらい こうき）

| 2010年 | 白寿医療学院卒業 相澤病院 |
| 2014年 | 同院訪問リハビリテーションセンター |

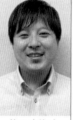

岡野英樹
（おかの ひでき）

1990年	埼玉リハビリテーション専門学校卒業 霞ヶ関中央病院
1998年	霞ヶ関南病院リハビリテーション部，理学療法科長
2001年	訪問看護ステーション「スマイル」，副所長
2006年	霞ヶ関南病院リハビリテーション部，次長
2009年	医療法人真正会 コミュニティケア部，副部長
2015年	同，部長
2015年～	一般社団法人 全国デイ・ケア協会，理事

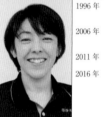
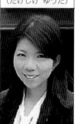

竹中佐江子
（たけなか さえこ）

2002年	神戸大学医学部保健学科卒業 作業療法士免許取得 特定医療法人大道会 ボバース記念病院・森之宮病院
2007年	（株）メディケア・リハビリ メディケアリハビリ訪問看護ステーション
2010年	（株）東京リハビリテーションサービス
2012年	同法人，取締役
2018年～	一般社団法人 日本訪問リハビリテーション協会，理事
2021年～	一般社団法人 日本作業療法士協会，理事

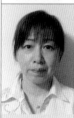

伊藤 実那
（いとう みな）

1999年	学校法人東洋学園国際医学技術専門学校卒業 理学療法士免許取得 医療法人吉田病院
2004年	同病院リハビリテーション科，主任
2007年	医療法人財団善常会 善常会リハビリテーション病院 同法人 老人保健施設シルビス大磯（兼務）
2010年	同リハビリテーション部，主任
2019年	同法人 通所リハ新規窓口（兼務）

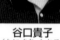

佐々木海人
（ささき かいと）

2012年	千葉県立保健医療大学健康科学部リハビリテーション学科作業療法学専攻卒業
2012年	医療法人社団保健会 東京湾岸リハビリテーション病院
2014年	同病院併設谷津居宅サービスセンター
2019年	一般社団法人 千葉県作業療法士会福祉用具対策委員会，委員 一般社団法人 全国デイ・ケア協会事務局 同協会広報委員会，委員
2020年	東京湾岸リハビリテーション病院リハビリテーション部作業療法科，副主任

谷口貴子
（たにぐち たかこ）

1996年	平成医療専門学院理学療法学科卒業 理学療法士 取得
2006年	社会医療法人 甲友会 西宮協立デイケアセンターほほえみ
2011年	西宮協立デイケアセンター第2ほほえみ（兼務）
2016年	西宮協立訪問リハビリテーション（兼務）

宇田 薫
（うだ かおる）

1989年	国立療養所近畿中央病院附属リハビリテーション学院作業療法学科卒業
1989年～2006年	京都で急性期，一般病棟，通所，訪問リハビリテーションに携わる
2006年	おもと会 大浜第一病院
2014年	一般社団法人 日本作業療法士協会，常務理事
2015年	おもと会統括本部訪問リハビリテーション科，統括科長
2017年	一般社団法人 日本訪問リハビリテーション理事，副会長

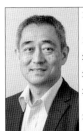

冨岡正雄
（とみおか まさお）

1988 年	宮崎医科大学（現：宮崎大学）医学部医学科卒業 神戸大学整形外科入局
1998 年	米国クリーブランドクリニック留学
2003 年	兵庫県災害医療センター救急部，副部長
2010 年	愛仁会リハビリテーション病院診療部，部長
2013 年	大阪医科大学（現：大阪医科薬科大学）リハビリテーション科，講師
2019 年	同，准教授

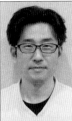

藤本　健
（ふじもと けん）

2000 年	理学療法士免許取得
2000 年	医療法人はぁとふる 八尾はぁとふる病院
2021 年	一般社団法人 全国デイ・ケア協会 研修認定委員会，委員長

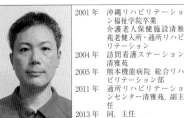

真栄城一郎
（まえしろ いちろう）

2001 年	沖縄リハビリテーション福祉学院卒業 介護老人保健施設清雅苑老健入所・通所リハビリテーション
2004 年	訪問看護ステーション清雅苑
2005 年	熊本機能病院 総合リハビリテーション部
2011 年	通所リハビリテーションセンター清雅苑，副主任
2013 年	同，主任
2021 年	同，課長補佐

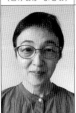

内藤麻生
（ないとう まき）

1988 年	弘前大学医療短期大学部理学療法学科卒業
1999 年	訪問リハビリテーションに従事
2012 年	訪問看護ステーションつぼみを設立
2015 年	一般社団法人 日本訪問リハビリテーション協会，理事

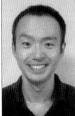

古田哲朗
（ふるた てつろう）

2001 年	東邦大学理学部生物学科卒業
2005 年	帝京平成大学専門学校理学療法学科卒業 船橋二和病院リハビリテーション科
2011 年	同リハビリテーション科，主任
2015 年	医療法人社団ゆみの訪問リハビリテーション部，部長

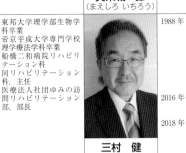

三村　健
（みむら けん）

1988 年	北海道大学医療技術短期大学部理学療法学科卒業 北海道勤労者医療協会札幌丘珠病院 北海道内，新潟県内の病院，介護老人保健施設，訪問看護ステーションにて勤務
2016 年〜	一般社団法人 日本訪問リハビリテーション協会，理事
2018 年〜	ケアライフ訪問看護リハビリステーション

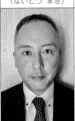

仁科康彦
（にしな やすひこ）

2002 年	城西国際大学人文学部国際文化学科卒業
2007 年	岡山医療技術専門学校理学療法学科卒業 特定医療法人竜操整形外科病院 同医院在宅支援総合リハビリテーション部，次長
2010 年	岡山県通所リハビリテーション協議会，学術委員
2011〜14 年	広島県立福山北特別支援学校，特別非常勤講師
2015 年	医療法人おまち整形外科医院地域リハビリテーションセンター，副センター長
2017 年	一般社団法人 全国デイ・ケア協会，研修認定委員
2018 年	岡山市中区医療介護福祉連携懇話会（なかまちーず），副会長

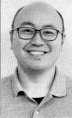

細田忠博
（ほそた ただひろ）

2007 年	東北文化学園大学卒業 医療法人博仁会志村大宮病院
2009 年	おおみや訪問看護ステーション
2012 年	志村大宮病院訪問リハビリテーションセンター訪問リハビリ部門，係長
2015 年	医療法人社団青洲会 神立病院通所リハビリテーションリーダー
2021 年	一般社団法人 茨城県リハビリテーション専門職協会 つくば市福祉支援センターさくら 地域活動支援センターⅡ型事業，管理者

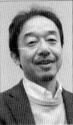

宮田昌司
（みやた しょうじ）

1986 年	社会医学技術学院 理学療法学科卒業 理学療法士免許取得 玉川病院
1998 年	桜新町リハビリテーションクリニック
2001 年	大正大学文学科大学院臨床心理学専攻博士前期課程修了
2004 年	在宅リハビリテーションセンター成城
2010 年	同，副センター長
2014 年	医療法人社団輝生会本部 教育研修局，部長 一般社団法人 訪問リハビリテーション協会，会長
2020 年	神奈川リハビリ訪問看護ステーションあおば

Contents

コロナ禍での生活期リハビリテーション
―経験と学び―

編集企画／一般社団法人 日本訪問リハビリテーション協会会長　宮田昌司
一般社団法人 全国デイ・ケア協会理事　岡野英樹

Monthly Book

MEDICAL REHABILITATION No.268/2021.11 目次

編集主幹／宮野佐年　水間正澄

MB Med Reha **No.268**：**1-5**, 2021

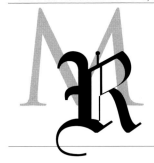

特集／コロナ禍での生活期リハビリテーション―経験と学び―

Ⅰ．医師の立場から
Long COVID とリハビリテーション治療とアプローチ

冨岡正雄[*1]　佐浦隆一[*2]

Abstract　新型コロナウイルス感染症による発熱や呼吸障害が，急性期の集学的治療により軽快しても，呼吸困難感が持続したり，倦怠感，関節痛，胸痛，頭痛，記憶障害，脱毛，胃腸障害，不安感，睡眠障害，心血管症状などの症状が後遺したりすることが知られるようになった．

これらはロングコビット（Long COVID）と呼ばれ，急性期症状の遷延，ウイルス後疲労症候群，集中治療後症候群，心臓・脳に波及した炎症が複雑に絡みあった病態とされるものの，海外を含め我々が渉猟し得た範囲では Long COVID の確立された治療法や予後について報告された論文は存在せず，その詳細は不明である．しかし，病態にかかわらず，呼吸障害に対する呼吸機能訓練，廃用症候群に対する運動療法，心理支持的サポート，認知行動療法など，多職種による多方面からのリハビリテーション治療アプローチと全人的・包括的な長期間のフォローアップが必要であり，回復期以後の生活期でのリハビリテーション医療やリハビリテーションマネジメントに対する期待は大きい．

Key words　新型コロナウイルス感染症（COVID-19），ロングコビット（Long COVID），後遺症（sequelae），リハビリテーション治療（rehabilitation Treatment），ウィルス後疲労症候群（post-viral fatigue syndrome）

はじめに

2019 年 12 月に中華人民共和国河北省武漢市から始まり，急速に世界中に拡大（パンデミック）した新型コロナウイルス感染症（COVID-19）は，本邦でも猛威を振るい，度重なる緊急事態宣言の発出，治療薬の承認と導入，ワクチン投与の開始など様々な対策を講じているが，1 年半を過ぎてもいまだ収束の兆しはみえない（2021 年 8 月時点）．

COVID-19 は無症状で経過する場合も少なくないが，一旦，有症状となった場合には，発熱，咳，呼吸困難など急激に進行する肺炎症状を示す．病態生理が明らかになるにつれ，治療も進化し，呼吸障害に対する酸素投与，人工呼吸器，ECMO

（extracorporeal membrane oxygenation），腹臥位療法，薬物療法など，また，内皮障害に伴う血栓症に対する抗血栓・抗凝固療法を行うことにより死亡率も減少した[1]．しかし，いまだ不明な点も多く，急性期を脱してもなお長期間続く症状はその一つであり，Long COVID と呼ばれるようになった．

そこで本稿では，最近，報告されるようになった Long COVID の病態およびリハビリテーション治療とアプローチについて紹介する．

Long COVID について

COVID-19 の診療の経験を積み重ねていくうちに，その病期には，呼吸障害を主とする時期と過

[*1] Masao TOMIOKA，〒 569-8686 大阪府高槻市大学町 2-7　大阪医科薬科大学医学部総合医学講座リハビリテーション医学教室，准教授
[*2] Ryuichi SAURA，同，教授

度の安静に伴う機能障害や人工呼吸による後遺障害をきたす時期があることがわかってきた[2]. 2020年5月に感染症学者のGaner教授が7週間に及ぶ自身のCOVID-19罹患体験を報告したことから，COVID-19の症状が長く続き，様々な症状が後遺症として残存することが注目され，各国から報告されるようになった[3].

英国のNICE（National Institute for Health and Care Excellence）は，急性期のCOVID-19の症状が長く続き，もしくは悪化したもので，他の疾患を除外できる場合，感染後4～12週間の病態（ongoing symptomatic COVID-19）と12週間以上の病態（post-COVID 19 Syndrome）を合わせてLong COVIDと定義[4]したが，現在，これが医学分野で広く使用されるようになっている[3].

Long COVID の頻度と主症状

本邦の報告（63例，平均年齢48歳）では，発症後約2か月で48%，約4か月で27%の患者に何らかの症状を認めている[5]. 海外では，143例の患者（発症後平均60日）を調査したCarfiら[6]が，倦怠感（53%），呼吸困難感（43%），関節痛（27%），胸痛（21%）などが症状として残存し，全く症状がないものは12.6%のみであったと報告した. また100例（退院後平均48日）を調査したHalpinら[7]は，ICU入室群とICU非入室群に分けて調査したところ，両群（頻度：ICU入室群，ICU非入室群）とも倦怠感（72%，60%），呼吸困難感（66%，43%），心的外傷ストレス障害（PTSD）様症状（47%，24%），嚥下障害（13%，6%）が頻度の差はあるものの，残存していたと報告した. その他，Crookら[3]は，37個の論文をレビューし，前述の他にも，頭痛，記憶障害，脱毛，味覚・嗅覚障害，胃腸障害，不安感，睡眠障害，心血管症状，めまいなど多岐にわたる後遺する症状を列挙した. なお，集中力低下，記憶障害，頭が冴えないという認知機能障害はbrain fogと呼ばれ，Long COVIDでも発症することが報告されている[3].

Long COVID の客観的評価

自覚症状を裏付ける客観的な評価も報告される

ようになった. 呼吸器症状では，退院後3か月経っても，71%にCTでスリガラス状陰影やその内部にみられる網状影（crazy paving pattern）といった異常所見がみられ[8]，発症後1か月後の呼吸機能検査でも拡散障害が39%，拘束性障害が15%，閉塞性障害が7%に認められた[9]. 感染後平均71日目でも，60%に心筋炎の所見があり，それが胸痛，息切れ，倦怠感と関与しているという報告[10]や，86%の患者に大腿四頭筋の筋力低下が，73%の患者に大腿二頭筋の筋力低下が生じていたという報告[11]もある. Guedjら[12]はLong COVID患者にPET scanを実施して，様々な神経症状を裏付ける脳内の低代謝領域の存在を報告した. さらに，「移動の程度」，「身の回りの管理」，「普段の活動」，「痛み/不快感」，「不安/ふさぎ込み」の5項目をスコア化したQOL評価法（EQ5D5L）を用いた検討では，退院後平均48日後にICU入室群の68.8%に，ICU非入室群の45.6%に低下が認められたことが示されている[7].

Long COVID の病態

SARS-CoV-2は，スパイクと呼ばれる突起がACE2（Angiotensin-converting enzyme2）受容体に結合することで細胞内に侵入し，組織を障害する. そのACE2受容体は，肺，脳，鼻，口腔粘膜，心臓，血管内皮，小腸に存在するため，呼吸器以外にも中枢神経や心筋などに障害を引き起こす可能性が指摘されている[13]. ただ，長期間にわたり症状が継続するのは，①急性期症状の遷延，②ウイルス後疲労症候群（post-viral fatigue syndrome），③集中治療後症候群（post intensive care syndrome），④心臓や脳に波及した炎症（心筋炎や脳炎など）といった病態が複雑に絡み合っているようであるが[4]，その詳細は不明である. Yong[14]は，長期にわたる直接的な組織損傷（傷害?）により，心，肺，神経が障害され，また，炎症が続くことにより，疲労や関節痛，神経障害などが惹起される可能性を述べている. そしてLong COVID発症のリスクファクターとして，5つ以上の初期症状の存在，初期の重症度，女性，Dダイマー高値，CRP高値，リンパ球数低値が挙

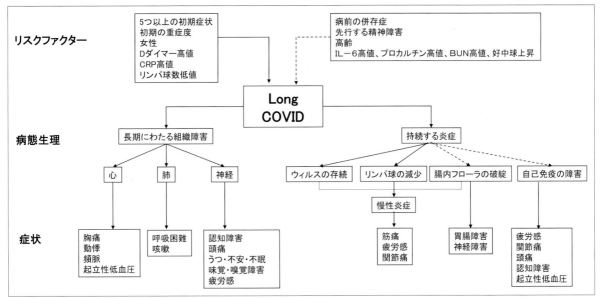

図 1. Long COVID のリスクファクター，病態生理，症状
破線は実線に比べて，エビデンスに乏しい．

（文献 14 より引用改変）

げられている（**図1**）．

Long COVID に対する
リハビリテーション治療アプローチ

Long COVID に対する有効な予防法はなく，新型コロナウイルス感染を防ぐことが最大の予防といわれている[13]．しかし，COVID-19 患者は 2021 年 8 月現在も増加し続けており（感染拡大第 5 波），今後は Long COVID も増加することは明らかである．COVID-19 に対する治療を受けた患者の 45％に退院後も医療および社会的支援が必要であると予測されており[15]，疫学的かつ科学的な根拠に基づいた適切なリハビリテーション治療アプローチが必要であることは，論を俟たない．

運動療法の有効性について，Liu ら[16]は Long COVID 患者に対してランダム化比較試験を行い，1 日 10 分，1 週間 2 回で 6 週間の運動プログラム（呼吸，ストレッチ，自宅での運動）により，肺機能，運動能力，QOL が改善し不安感が改善されたことを報告した．

Yong[14]は，軽度の有酸素運動をそれぞれのレベルで開始し，倦怠感や息切れが改善するまで少しずつ負荷を上げていくことを紹介している．また，呼吸機能訓練として，ゆっくりと深く，鼻から吸い，口から吐く呼吸を行い，横隔膜など呼吸筋を強化することも薦めている．Demeco ら[17]は，退院後の患者に対する呼吸リハビリテーションの中止基準，評価，訓練方法などの推奨をまとめて紹介している（**表1**）．Crook ら[3]は，持続する倦怠感が筋痛性脳脊髄炎/慢性疲労症候群の症状と似ていることから，NICE の同疾患ガイドライン[18]にある認知行動療法や段階的運動療法を紹介し，記憶障害や集中力の低下などがみられる症状（いわゆる brain fog と呼ばれるもの）には，メイヨークリニックが推奨する chemo brain（がんの化学療法後に思考が不明瞭になる，物覚えが悪くなるといった症状を呈する認知機能障害）に対するアプローチ（反復運動やストレスへの対処および薬物療法）[19]が応用できるであろうと述べている[3]．COVID-19 治療後に日常生活やスポーツに復帰する際には，心，肺，精神に対するリスクがあることを考慮する．Long COVID の症状が残存していたり，心筋炎を罹患していたりする場合には，運動開始前の医師へのコンサルトが推奨される．

実際に運動する場合は，症状が消失して 1 週間後から始め，最初の 2 週間は最小限から段階的に負荷を増やしながら，体調を患者自身に記録してもらい，運動後 1 時間あるいは 1 日経っても疲れ

表 1. COVID-19 治療後の退院患者に対する呼吸器のリハビリテーション治療

運動開始除外基準
(1) 心拍数＞100 回/分
(2) 血圧（収縮期/拡張期）＜90/60 mmHg または＞140/90 mmHg
(3) 経皮的動脈血酸素飽和度≦95％
(4) その他，運動が適さない疾患など

運動中止基準
(1) 体温＞37.2℃
(2) 休息後も呼吸や疲労が改善されない
(3) 胸の圧迫感，呼吸困難，激しい咳，めまい，頭痛，目がぼやける，動悸，発汗，立位困難などがあれば，運動を中止し，すぐに医師に報告する

評　価
(1) 臨床評価
理学所見，画像所見，血液検査，血液ガス検査，呼吸機能検査など
(2) 運動および呼吸機能の評価
① 呼吸筋筋力
② 四肢筋力
③ 関節可動域
④ 平衡機能
⑤ 有酸素運動能
⑥ 身体活動
(3) ADL 評価

呼吸器のリハビリテーション治療の実践

○患者指導
(1) 呼吸器のリハビリテーション治療の重要性の説明 　　（マニュアルもしくは動画などを利用）
(2) 健康的な生活のためのアドバイス
(3) 社会活動への参加の推奨

○具体的な呼吸器のリハビリテーション治療
(1) 歩行，速歩，ジョギング，水泳などの有酸素運動 　　：1 回 20～30 分を週に 3～5 回
(2) レジスタンス筋力訓練 　　：1 週間 2～3 回　1 週間に 5～10％ずつ負荷を増やし，6 週間実施
(3) 平衡機能訓練 　　：平衡機能が低下した患者に対して理学療法士が訓練を実施する
(4) 呼吸・排痰訓練： 　　息切れ，喘鳴，排痰困難などがあれば，呼吸・排痰訓練を開始する．身体管理，呼吸リズムの調整，胸郭可動域訓練，呼吸筋のストレッチ 　　排痰訓練： 　　まず，痰量を減らしたり，咳によるエネルギー消費を減らしたりするための呼吸法を指導，必要であれば，呼気陽圧療法/振動型呼気陽圧療法を併用する

○ ADL 指導
(1) ADL 　　日常生活動作の評価と指導を行う．
(2) IADL 　　手段的日常生活動作の評価を行い，障害があれば作業療法士が訓練を実施する．

（文献 17 より）

が回復しないようであれば，活動レベルを一段階戻すというスケジュールが推奨されている[20]．

生活期のリハビリテーション医療とリハビリテーションマネジメントに期待されること

　Long COVID は循環器，呼吸器，運動器，精神・神経など様々な組織や臓器に障害を引き起こ

すが，その症状と重症度には個人差があるので，リハビリテーション治療プログラムは個別に計画することが重要[15]である．また，長期間のフォローアップが必要になるので[21]，自身の専門領域だけに目を配るようなことはせず，リハビリテーション医療職としての矜恃と専門的なスキルを持って全人的・包括的なリハビリテーション医療およびリハビリテーションマネジメントを行うべきである[22]．そのためにも，急性期や回復期に限らず，生活期のリハビリテーション医療やリハビリテーションマネジメントにかかわる専門職も，自ら十分に感染を予防して院内感染・クラスター感染を起こすことなく，Long COVID で長期間苦悩する患者へ積極的にかかわってもらいたい．

文　献

1) 脇田隆字：新型コロナウィルス感染症の現状と今後の課題. 医療と社会, **30**：416-431, 2021.
2) Brugliera L：REHABILITATION OF COVID-19 PATIENTS. *J Rehabil Med*, **52**：1-3, 2020.
3) Crook H, et al：Long covid-mechanisms, risk factors, and management. *BMJ*, **374**：n1648, 2021. doi：10.1136/bmj.n1648
4) National Institute for Health and Care Excellence：COVID-19 rapid guideline：managing the long-term effects of COVID-19. 2020.〔https://www.nice.org.uk/guidance/ng188.〕(2021年8月15日閲覧)
5) Miyazono Y, et al：Prolonged and Late-Onset Symptoms of Coronavirus Disease 2019. *Open Forum Infect Dis*, **7**：afaa507, 2020. doi：10.1093/ofid/ofaa507
6) Carif A, et al：Persistent Symptoms in Patients After Acute COVID-19. *JAMA*, **324**：603-605, 2020.
7) Halpin SJ, et al：Postdischarge symptoms and rehabilitation needs in survivors of COVID-19 infection：A cross-sectional evaluation. *J Med Virol*, **93**：1013-1022, 2021.
8) Zhao YM, et al：Follow-up study of the pulmonary function and related physiological characteristics of COVID-19 survivors three months after recovery. *EClinical Medicine*, **25**：100463, 2020. doi：10.1016/j.eclinm.2020.100463
9) Torres-Castro R, et al：Respiratory function in patients post-infection by COVID-19：a systematic review and meta-analysis. *Pulmonology*, **27**：328-337, 2021.
10) Puntmann VO, et al：Outcomes of cardiovascular magnetic resonance imaging in patients recently recovered from coronavirus disease 2019 (COVID-19). *JAMA Cardiol*, **5**：1265-1273, 2020.
11) Paneroni M, et al：Muscle strength and physical performance in patients without previous disabilities recovering from COVID-19 pneumonia. *Am J Phys Med Rehabil*, **100**：105-109, 2020.
12) Guedj E, et al：(18)F-FDG brain PET hypometabolism in patients with long COVID. *Eur J Nuclear Med Mol Imaging*, **48**：1-11, 2021.
13) 森岡慎一郎：COVID-19 感染後の後遺症について. インフルエンザ, **22**：21-25, 2021.
14) Yong SJ：Long COVID or post-COVID-19 syndrome：putative pathophysiology, risk factors and treatment. *Infect Dis*, **53**(10)：737-754, 2021. doi：10.1080/23744235.2021.1924397
15) Baker-Davis RM, et al：The Stanford Hall consensus statement for post-COVID-19 rehabilitation. *Br J Sports Med*, **54**：949-959, 2020.
16) Liu K, et al：Respiratory rehabilitation in elderly patients with COVID-19：a randomized controlled study. *Complement Ther Clin Pract*, **39**：101166, 2020. doi：10.1016/j.ctcp.2020.101166
17) Demeco A, et al：Rehabilitation of patients post-COVID-19 infection：a literature review. *J Int Med Res*, **48**：1-10, 2020.
18) National Institute for Health and Care Excellence：Chronic fatigue syndrome/myalgic encephalomyelitis(or encephalopathy)：diagnosis and management clinical guideline, 2007.〔https://www.nice.org.uk/Guidance/CG53〕(2021年8月15日閲覧)
19) Mayo Clinic：Chemo brain.〔https://www.mayoclinic.org/diseases-conditions/chemo-brain/diagnosis-treatment/drc-20351065〕(2021年8月15日閲覧)
20) Salman D et al：Returning to physical activity after covid-19. *BMJ*, **372**：m4721, 2021. doi：10.1136/bmj.m4721
21) Akbarialiabad H, et al：Long COVID, a comprehensive systematic scoping review. *Infection*, **28**：1-24. 2021. doi：10.1007/s15010-021-01666-x
22) Garrigues E：Post-discharge persistent symptoms and health-related. *J Infection*, **81**：e4-e6, 2020. doi：10.1016/j.jinf.2020.08.029

Monthly Book
MEDICAL REHABILITATION

No.236
2019年5月
増刊号

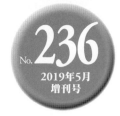

脳卒中
リハビリテーション医療
update

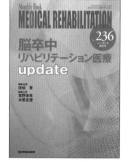

好評増刊号

編集企画／**佐伯　覚**（産業医科大学教授）

182 頁　定価 5,500 円（本体 5,000 円＋税）

脳卒中のリハビリテーション医療の「今」がこの一冊で丸わかり！
update に最適な一冊です！

（株）全日本病院出版会

各誌目次がご覧いただけます！
www.zenniti.com

〒 113-0033　東京都文京区本郷 3-16-4　　電話（03）5689-5989　　FAX（03）5689-8030

MB Med Reha **No.268**：**7-12**, 2021

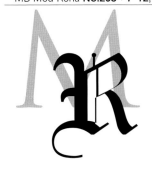

特集／コロナ禍での生活期リハビリテーション―経験と学び―

Ⅱ. 訪問リハビリテーションの立場から

「生活期リハビリテーション」は今の時代になくてはならないライフラインとなり得たか？
―コロナ禍における事業者としての取り組みを通して―

竹中佐江子*

Abstract　新型コロナウイルス感染症（COVID-19）は，「100 年に一度の危機」と言われている．最初に緊急事態宣言が出された 2020 年 4 月から 1 年 3 か月が経過するが，未だに制限された生活が続いており，人々の生活スタイルにおいても多くの変化をもたらした．そして，本原稿を執筆している 2021 年 7 月現在，東京オリンピック開催を目前に，2021 年 7 月には 4 回目の緊急事態宣言が東京都に発出され，未だに先の見えない毎日が続いている．しかしながら，最も混乱していた時期を振り返ると，今の生活は感染拡大以前の日常の生活に戻っているようにも思う．もしくは，コロナ禍に順応することで，いつもの生活と錯覚しているだけなのかもしれない．

同時に，我々が提供している「リハビリテーション」に関しても，感染拡大前のように支援を再開することができている医療機関や事業所も多い．リハビリテーション専門職は，このコロナウイルス感染拡大を受け，「社会においてリハビリテーションは本当に必要なのか？」「療法士は地域の中で必要とされているのか？」などと医療専門職として振り返った人はどの程度いるだろうか．介護保険制度が制定されて 20 年余り経った今，生活期のリハビリテーションは訪問リハビリテーションという手段で，日々の生活に寄り添った形でリハビリテーション専門職がかかわることができている．制度の中で作り上げられ，ニーズとともに拡大してきた訪問リハビリテーションであるが，コロナ禍では制度の枠組みとは関係なく，訪問リハビリテーションおよびリハビリテーション専門職が「社会に必要とされているのか」を問われたようにも思う．本稿では，この問いに対してコロナ禍における当社の試みと事業運営を通じて学んだことを紹介する．

Key words　COVID-19, 訪問リハビリテーション（home visit rehabilitation）, ライフライン（life line）, 予後予測（Prognosis prediction）

新型コロナウイルスによる影響と事業者としての取り組み

筆者が所属している株式会社東京リハビリテーションサービス（以下，当社）は，2010 年 12 月に東京都三鷹市に訪問看護ステーションを開設し，地域において子どもから高齢者に対して継ぎ目なくサービスを提供し，多様なニーズにワンストップで応えられる事業運営を目指してきた．2021 年 7 月現在，東京都，神奈川県，千葉県，埼玉県に訪問看護事業所 11 拠点，サテライト 6 拠点を構え，その他の事業として通所介護，居宅介護支援，児童発達支援，放課後等デイサービス，保育所等訪問支援，就労移行支援，自立訓練，特定相談支援，保険外サービス，研修事業を展開している．そして，このコロナ禍真っただ中の 2020 年度にお

* Saeko TAKENAKA，〒 101-0052 東京都千代田区神田小川町 1-8-8 VORT 神田小川町 6F　株式会社東京リハビリテーションサービス，取締役・作業療法士

いては，訪問看護事業所2拠点，通所介護1拠点を新規開設した．

2021年7月時点で，当社の社員数は335名，うち療法士は理学療法士85名，作業療法士71名，言語聴覚士36名が在籍しており，その約8割が訪問看護事業に携わり，2,500名を超える利用者に訪問看護，訪問リハビリテーションサービスを提供している．コロナ禍において，利用者に安全に医療，介護，福祉サービスを届けることは事業者として当然の責務ではあるが，社員の健康を守り，現場の混乱を避けることも同時に行っていく必要があった．**表1**および**図1**では，2020年2月に新型コロナウイルス感染症対策本部を立ち上げてから2021年7月現在までの期間を「混乱期」「対応期」「再混乱期」「適応期」の4つのフェーズに区切り，利用者への影響および当社での取り組みや対応方針を整理した．

2020年2月25日に発足した新型コロナウイルス感染症対策本部では，「利用者への継続支援体制を整える」「事業継続の方法を模索する」「地域連携に努め，必要時に受け皿となる」「感染予防の徹底，感染拡大の防止に努める」を方針として掲げ，まずは利用者への情報提供の在り方，職員の勤務体制の調整，研修会議の見直しなどを行った．同時に，BCP（事業継続計画：business continuity plan）を作成し，対応をマニュアル化することで，現場の混乱を少しでも軽減することに努めた．しかしながら，東京都にて2020年4～5月にかけて発出された緊急事態宣言を受け，利用者が感染を恐れて，サービスの自粛が一気に加速した．初めて遭遇する事態に対して，利用者だけでなく社員の混乱もピークに達し，支援を必要としている人にサービスを届けられないというもどかしさもあった．この2か月間は，訪問や直接支援以外の非接触で届けられる支援の在り方を模索する日々であったが，「できることはなんでも取り組む！」という意気込みで，アイディアを出し合い，それを実行に移した．ピンチの中で行った取り組みには，ポストコロナにおいても価値があり，今後の

支援に活かせるヒントが数多くあった（**表2**）．

2020年6月以降は徐々に落ち着きを取り戻し，サービスを自粛していたほとんどの利用者が再開した．特に子どもに関しては，4月に小中学校の休校が相次いだことにより利用者数は前月比約24%減少したが，学校の再開とともに6月には回復し，7月には3月の利用者数を上回る利用者数であった（**図2**）．以降も，東京都では感染者は減ることがなく，感染者数推移に日々目を光らせながら緊急事態宣言が発出されるたびに対応策を講じる必要があった．

2021年12月には，当社で初めて濃厚接触者が出たことを受け，保健所とのやり取りから利用者への対応に追われ，現場の管理者や責任者は気の休まらない年末年始を過ごした．そして，2021年1月，通所介護において当社で初めてのPCR検査陽性者が出たため，職員および全利用者にPCR検査および抗原検査を実施するとともに，約1週間の休業を余儀なくされた．経済的な打撃は大きかったが，日頃からの感染症対策もあり，濃厚接触者を最小限にとどめ，他利用者に濃厚接触者およびPCR陽性者が出なかったことには，現場のスタッフが最も安堵したのではないだろうか．このことをきっかけに抗原検査キットを各拠点に配布し，コロナ感染が疑われるスタッフに対しての抗原検査を速やかに実施することで，スタッフおよび利用者の安全確保に努めた．

2021年7月現在，当社の医療従事者はワクチン接種が終わり，安心したのも束の間，都内の感染者は急速に増え続けている．しかし，このような状況下においても事業を継続することができているのは，初期の混乱期において基盤づくりを行ったことが，今の日々の冷静な判断と対応につながっているからではないかと考える．

「生活期のリハビリテーション」は今の時代になくてはならない「ライフライン」となり得たか？

上述したように，感染拡大に伴い訪問リハビリテーションの利用状況に変化がみられた．**図2**に

表 1. 新型コロナウイルスによる影響と事業者としての対応方針

期間	混乱期 (2020 年 2 月～2020 年 5 月)	対応期 (2020 年 6 月～2020 年 11 月)	再混乱期 (2020 年 12 月～2021 年 3 月)	適応期 (2021 年 4 月～2021 年 7 月)
感染状況	・2/3　クルーズ船が横浜港に入港 ・2/13 国内で初めて感染者死亡 ・4/3　国内の感染者 1 日 300 人越え ・5/7　国内の感染者 1 日 100 人を下回る ・5/31 東京都の感染者 5 人	・8/1　国内の感染者 1,534 人 ・8/1　東京都の感染者 472 人 ・11/30 国内の感染者 1,436 人 ・11/30 東京都の感染者 312 人	・12/31 国内の感染者 4,520 人 ・12/31 東京都の感染者 1,337 人 ・3/5　1 都 3 県で感染者数下げ止まり ・3/31 国内の感染者 2,843 人 ・3/31 東京都の感染者 414 人	・5/1　国内の感染者 5,983 人 ・5/1　東京都の感染者 1,050 人 ・6/1　東京都の感染者 471 人 ・7/22 国内の感染者 5,395 人 ・7/22 東京都の感染者 1,979 人
国(都)の方針	・3/2　都内公立学校　休校開始（GW 明けまで） ・4/7　7 都道府県に緊急事態宣言発出 ・5/14 緊急事態宣言解除	・7/22「Go To トラベル」キャンペーン開始 ・10/1「Go To イート」キャンペーン開始 ・11/1 ファイザー社がワクチン発表	・12/15「Go To トラベル」キャンペーン一時停止 ・1/7　1 都 3 県に緊急事態宣言発出 ・2/17 新型コロナワクチン先行摂取開始 ・3/18 緊急事態宣言解除	・4/12 高齢者へのコロナワクチン接種開始 ・4/25 4 都府県に 3 回目の緊急事態宣言発出 ・7/8　東京都に 4 回目の緊急事態宣言発出 ・7/23 東京五輪　開幕
事業者としての方針・対応	●新型コロナウイルスへの対応方針の決定と基盤体制の構築 ○新型コロナウイルス感染症対策本部　設置(2/25) ○情報管理・対応マニュアルなどの整備 ・BCP の作成および責任者への周知 ・全スタッフへの初動対応マニュアルの周知 ・スタッフ間の情報共有のためメーリングリスト，グループウェア活用 ○接触を伴わない労働環境整備 ・出勤時の体温測定，体調報告の義務付け ・時差出勤・勤務場所の変更・訪問スタッフは直行直帰を促す ○マスク・消毒液などの物資調達（スタッフ間・関連会社間での協働） ○スタッフの休みに伴うフローの作成 ・休業補償に伴うフローの作成 ・学校休校に伴う子どものいるスタッフへの対応 ・雇用調整助成金の申請	●with コロナに向けて事業体制の構築 ○コロナ禍におけるオンライン社内会議・教育研修システムの構築 ○ST および通所施設でのフェイスシールドの導入・各所での入室管理票・衝立の設置などより感染対策を強化 ○マスク・消毒液などの物資調達(地域・行政との連携) ○テレワーク勤務体制の定着 ○臨床実習が受けられない新卒療法士への教育プログラムの検討	●感染再拡大に伴うコロナ感染者・濃厚接触者対応方針の構築 ○スタッフ濃厚接触者認定による対応（12 月） ○通所介護利用者の PCR 陽性による 1 週間の休業(1 月) ○コロナ感染が疑われるスタッフ(発熱者・濃厚接触疑い者)に対しての抗原検査の実施・各事業所へ抗原検査キットの配布	●事業継続をはかるための既存体制・ルールの徹底 ○医療従事スタッフのワクチン接種開始 ○社内スタッフ初の PCR 陽性者対応(7 月)
利用者への対応	●利用者の不安や混乱を軽減するための情報提供 ・コロナの最新情報を自社サイトに公開 ・各事業所で講じている感染対策を文書などにて通知 ・代替サービス（オンラインサービス）の開始 ・季刊誌の臨時発行	●不活発となる高齢者・子どもへの対応 ・高齢者：SAB の導入 ・無料子育て相談室の開設 ・休止者への電話での状態確認	●濃厚接触スタッフおよび休業事業所への対応 ・関係機関・利用者への迅速な通知 ・ご希望のある利用者への PCR 検査の実施	
利用者への影響	・全利用者(訪看) 4 月：前月比 12％減 ・小児利用者数(訪看) 4 月：前月比 24％減	・全利用者(訪看) 6 月：前月比 16％増 ・小児利用者数(訪看) 6 月：前月比 33％増	・通所介護　1 週間の休業	・著しい影響はなし

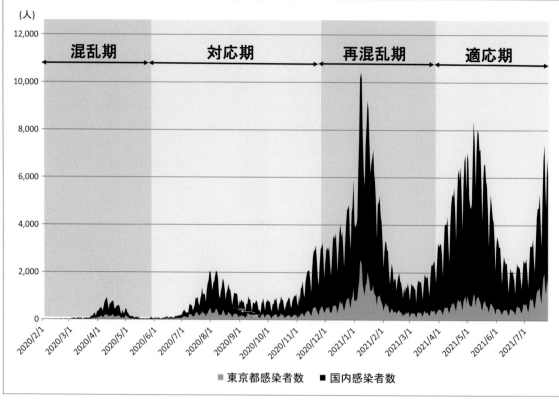

図 1. 国内感染者数と東京都感染者数

表 2. 感染拡大初期における利用者支援や社内教育の試み

- **利用者への支援**
- ・オンラインリハビリテーションの導入

  制度では，療法士による訪問は保険算定は認められなかった．

  このため，社内で利用者限定でオンラインリハビリテーションを提供する．ST において，利用ニーズがみられた．
- ・オンライン子ども無料相談室の開設（小児のみ）

  利用者限定でお子さんに関して気になることは何でもご相談いただけるオンライン相談室を設けた．

  日々の訪問では知ることのできなかった親御さんの悩みを聞くことができた．
- ・機能評価（簡易アンケート法　SAB）の導入（高齢者のみ）

  お休みされていた利用者が再開する際に，日常生活の様子を基に評価を行う SAB を導入．

  家族や介護職でも取り入れやすい評価法を用いることで，日常生活の機能変化を可視化することができる．

- **社内教育**
- ・オンライン supervise（SV）

  訪問同行による SV は，移動ロスによる時間調整が課題であったが，訪問現場とオンラインでつなぎ，リアルタイムで先輩や別職種からの助言を得ることができる．
- ・オンライン研修

  すべての社内研修をオンラインに切り替える．今まで参加できなかった子どものいるスタッフも参加できるようになり，遠方で開催している研修にも気軽に参加できるようになる．

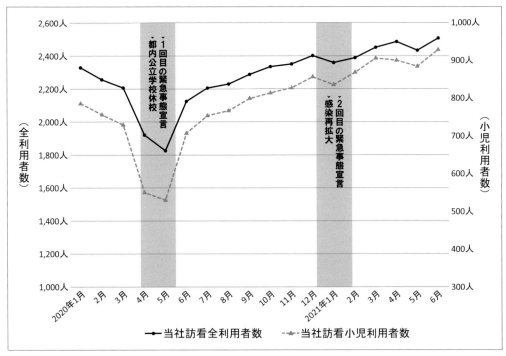

図 2. コロナ禍における訪問看護・訪問リハビリテーション利用者数の推移

示す利用者数推移では，1回目の緊急事態宣言中は明確に利用者数が減っていることがわかる．しかし，2回目の緊急事態宣言ではわずかに減少したものの，ほとんど影響はみられない．2021年に入ってからはコロナの感染者数の影響を受けることなく，例年通りの利用者増加率である．このことから，訪問リハビリテーション，すなわち生活期のリハビリテーションが利用者の生活になくてはならない「ライフライン」となり得たか？について考えてみたい．

コロナ禍において，日常の生活に必要とされる資源とそうでないものが明確に分かれた．特に宿泊業，飲食サービス業，そしてスポーツ関連施設，映画館・劇場など生活娯楽関連サービスは，医療，福祉サービス，金融業，運輸業，電気ガスなどの他の業種に比べて最も経済的にマイナスの影響を受けた．生活娯楽関連サービスは，日々の生活の維持に必要な命綱，すなわち「ライフライン」になり得なかったともいえる．

一方で，一般的にも影響が少ないとされている医療福祉サービスであるが，コロナ感染拡大の初期においては，「リハビリテーションをしなくても死ぬことはない」「感染したらどう責任をとるの

か」などと，コロナ禍でリハビリテーションを提供することに対する様々な意見が聞かれ，リハビリテーションの位置付けが社会の中では不安定であることが露呈したように思われた．

振り返ってみると，まず大切なのは利用者の不安や恐れをいかに安心に変えられるか，安心を届けてはじめて我々は支援の場に立てるのではないかということだ．そのためには，「可能な限りの感染症対策を行うこと」「新型コロナウイルス感染症に関する正しい情報を発信すること」「代替となる支援方法を作り出すこと」が必要であり，それをスタッフ1人ひとりが利用者に丁寧に伝えていくことが求められた．

我々リハビリテーション専門職の役割は，医学的知識をもとに対象者の予後予測を行ったうえで今の生活を維持，向上できるように支援することである．しかし，コロナ禍においてはその「予後予測」に対して，判断が揺らいでしまった療法士が少なくなかったように思う．「今」リハビリテーションを中止し，生活様式が変わった後，対象者の今後の心身や生活にどのように影響を及ぼすのか，「感染してしまったら，感染させてしまったらどうしよう」との利用者の不安に同調してしまい，

しっかりと根拠を持った説明ができなくなったのではないだろうか．そして，「命」が最も大切であるという誰もが同じ価値観が優先され，リハビリテーション専門職による，対象者の命の次に大切である「生活」を支えるための手立てが後回しになってしまったように思う．

しかしながら，筆者はこのコロナ禍において，現場のスタッフや利用者の声を通して，訪問リハビリテーションは地域に欠かせないものだということを再認識した．日々体調の変化と向き合いながら過ごしている医療的ケア児，「働く」という目標に向かって地域の資源を活用している若年者，その人にとってかけがえのない「作業」を生きがいに生活を送っている高齢者，全世代において利用者の生活を支援する「生活期のリハビリテーション」は今の時代になくてはならない「ライフライン」になり得たのだ．

おわりに

以上，コロナ禍における当社の試みとともに生活期リハビリテーションの可能性も含めて自身の考えを述べた．2020年1月に新型コロナウイルスが中国で発見されて1年半が経過した今，新しい生活様式によって2次的な影響，人々のメンタルヘルスの問題が出てきている．新たな生活スタイルの変化，例えば不登校や引きこもりなど今まで家から出られなかった人がオンラインで人とのつながりを持てるようになった反面，人と直接会ってコミュニケーションをはかる，外に出てストレス発散を行っていた人にとって，うつ病などの心の問題も出てきている．リハビリテーション専門職は，その人にとって価値のある「活動」や「作業」が何かを見極める職種でもある．それらが制限されたときに新たな活動を見つけることも生活期のリハビリテーションで求められるように思う．

今まで当たり前のように訪問リハビリテーションを提供してきたリハビリテーション専門職が，ポストコロナ時代に向けて，新たな生活期リハビリテーションの実践を展開し，これからの社会に価値のあるサービスを提供していけるよう努力していきたい．

MB Med Reha **No.268**：**13-16**, 2021

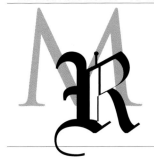

特集／コロナ禍での生活期リハビリテーション―経験と学び―

Ⅱ．訪問リハビリテーションの立場から
アンケート調査からみえてきた
現場の課題と取り組み

内藤麻生*

Abstract 一般社団法人 日本訪問リハビリテーション協会では，2020年5月と9月に「新型コロナウイルス感染症拡大の影響に関する緊急調査」を実施，同年6月より感染対策委員会を設置し，会員への情報提供を行ってきた．感染拡大初期は，多くの事業所で感染の心配から利用控えが生じていた．数か月後には利用控えは解消したが，訪問リハビリテーションや他のサービスの休止，活動の制限などで利用者の生活機能の低下が認められていた．訪問リハビリテーションの現場にとっても，新型コロナウイルス感染症への対応は未経験の出来事であり，改めて安心できる在宅生活を続けるため，我々が事業継続の必要性を自覚し感染対策をはじめ，休止中のサポート体制を整えること，正しい情報をわかりやすく利用者や家族に伝え，ともに乗り越えていく姿勢を持つことが重要であると再認識した．

Key words 訪問リハビリテーション(home visit rehabilitation)，生活機能の低下(deterioration of living function)，事業継続の必要性(need for business continuity)，今後の課題(future tasks)

はじめに

筆者が住む北海道札幌市では2020年の年明け頃より「新型の感染症が流行してくるかもしれない」という不安の声が聞かれ，国際的なイベントである「さっぽろ雪まつり」が開催される2月頃には，開催の賛否が問われるほど現実的な心配事となってきた．勤務する訪問看護ステーションでも，例年冬場はインフルエンザの流行が懸念されるため，感染対策を一層強化していたが，すでにマスクは市中でも，取り引きしているメーカーでも手に入らなくなるという事態となっていた．この時期，東京で行われた会議に出席するために利用した航空機の機内は全員マスクで非常に物々しい雰囲気だったが，訪れた東京や千葉では街に多くの人が行き交っており，マスクをしていない方も多くみられ，「この感染症は寒い地域限定の感

染症なのか」と感じるほど，新型コロナウイルスに対する知識，情報が不十分であったと振り返って感じている．

その後，地域差はあるものの，全国的に感染が拡大し「訪問リハビリテーション」の現場にも大きな影響を及ぼすことになってきた．一般社団法人日本訪問リハビリテーション協会(以下，訪問リハ協会)においても，予定していた研修会や学術大会の中止や，その後の研修や会議はすべてオンラインで実施されるようになった．

感染拡大当初から訪問リハ協会では，新型コロナウイルスに関する情報提供を随時行ってきたが，実際に利用者宅や，高齢者施設などに訪問する際に，病院内や施設内とは異なる感染対策に苦労したり，感染拡大を心配するあまり「訪問リハビリテーションは不要不急か？」と，母体である法人内からも問われる声なども聞かれ，訪問リハ

---

* Maki NAITO, 〒002-0854 北海道札幌市北区屯田4条7-7-30 株式会社ハナミズキ 訪問看護ステーションつぼみ／一般社団法人 日本訪問リハビリテーション協会, 理事

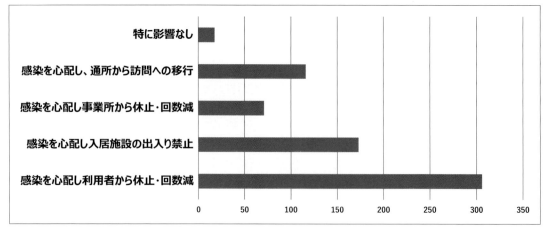

図 1. 新型コロナウイルス感染症拡大の影響による訪問リハビリテーションの休止・変更の状況
（複数回答可）（n＝346）

（新型コロナウイルス感染症拡大の影響に関する緊急調査，2020 年 5 月より）

ビリテーションの現場は戸惑いも大きかった.

そこで訪問リハ協会では，訪問リハビリテーションの現場における状況把握と会員への適切な情報提供を行うことを目的に，2020 年 5 月と 9 月に「新型コロナウイルス感染症拡大の影響に関する緊急調査」を実施，同年 6 月より感染対策委員会を設置した．今回は，その活動を通じて知り得たことと今後の課題について述べる.

感染拡大初期のアンケート調査からみえた訪問リハビリテーションの現場

訪問リハ協会の会員は，個人と法人に分類され，そのほとんどが病院や診療所，老人保健施設より提供される訪問リハビリテーションと訪問看護ステーションから理学療法士，作業療法士，言語聴覚士が訪問するサービスに従事している．それぞれの事業所の規模も，母体となる法人の種別も異なる．地域差や職場の形態だけでなく，所属するセラピストが少人数であったり一人職場のこともあり様々な環境での勤務となっている．その中で，これまで経験したことのない新型コロナウイルスの感染予防に関する知識や情報不足による不安を少しでも解消する必要があった.

感染拡大初期の影響としては，感染が心配で利用者からの希望や居住施設の出入り禁止などにより，ほぼ全事業所で訪問の休止や回数減が生じており，なかには法人の方針で訪問リハビリテー

ション部門を休止している事業所もあった（図1）.

しかし，訪問リハビリテーションを中断することによる利用者への生活の影響を懸念する声は大きく，すでに体調不良や転倒などで在宅生活の困難さが生じ，入院，入所せざるを得ない利用者も現れていた．また通所サービスの利用を休止した際の代替手段として訪問リハビリテーションを希望するケースも多く，訪問リハビリテーションは利用者の在宅生活を支えるセーフティネットとしての役割があると考えられた．訪問リハビリテーションを提供する側の体制としては，本人や家族の感染や感染疑い，休園・休校による影響などで，3 割程度のスタッフが通常勤務が困難となっていたことや，事業所への出入りを制限するなどのクラスター対策を行うことで間接業務に支障をきたしていた．また，感染予防策については，既存のマニュアルでは対応しきれず，地域の状況に合わせて対応を行ったケースが多く，訪問リハビリテーションに特化したマニュアルを希望する声も多かった．マスクや手指消毒液といった衛生材料の不足も顕著で，日頃から必要物品の洗い出しや装着基準，装着手順などについても平時より準備すべきという課題がみえてきた.

この時期，多くの訪問リハビリテーション従事者は，利用者の在宅生活の継続のためには「訪問リハビリテーションの継続は必要」と感じてはいるものの，感染対策も含め目の前のことに対処す

ることに懸命で感染拡大下でどのように適切に訪問リハビリテーションを提供し続けるかという方法についての議論はまだ不十分だったといえる.

感染対策委員会からの発信

アンケート結果および訪問リハ協会へ寄せられる現場の不安の声に応えるべく，特別委員会として感染対策委員会を設置し，訪問リハビリテーションが，安全かつ継続的に提供できるように，「訪問リハビリテーション 訪問看護15 新型コロナウイルス感染症対策」[1]を2020年6〜9月にわたり，第1版から第4.2版まで作成し，配信してきた.

作成に当たっては，単なる感染症対策のマニュアルではなく，訪問リハビリテーションの役割の再確認や有事の際の情報収集・整理・伝達の方法，新たな生活様式の中での訪問リハビリテーションの工夫，他事業所での取り組みの紹介なども行い，会員それぞれが，地域による違いや自分が置かれた環境による違いを考慮しながら，各事業所における感染対策を考えていけるきっかけとなるように配慮した.

特に，「高齢者，障害者など特に支援が必要な方々の居住や支援に関するすべての関係者(生活支援関係事業者)については事業の継続を要請されている」[2]ということを示し，感染対策のためにすぐに事業を縮小，休止するのではなく，利用者がコロナ禍であっても生活機能を維持し，在宅での生活を継続していくことができるように，我々も支援を継続する必要があるという意識を持つ必要性を強調した. そのために直接サービスを提供する際の感染対策だけでなく事業所のクラスター予防としての感染対策の例や，利用者から体調不良などの連絡等がないまま，感染疑いのある利用者や家族に接した場合など訪問で対応に苦慮する場面を想定し，とるべき行動をチェックリストやフローで示し，各個人が対応や判断に迷わないように準備する必要性も伝えた.

加えて，誰もが経験したことのない状況下で

は，正しい情報を利用者や家族にわかりやすく伝え，理解や協力を得る必要があったが，多くの制限のある生活の中で，一方的な依頼や禁止事項の伝達ではなく「一緒に乗り越えていこう」という気持ちを示していくことが大切であることも示した. 作成に当たっては，厚生労働省からの情報のほか，日本在宅医療連合学会，日本環境感染学会などから公表されている情報を十分に読み込み，正しく根拠のある情報を整理しわかりやすく伝えることを意識した.

感染拡大を繰り返す現在の状況

前回調査時から約4か月後の2020年9月に再度，訪問リハビリテーションの現場の状況について調査を実施した. 感染拡大初期から9月までの間に，感染の不安から訪問リハビリテーションを一時中止したケースがあったが，そのまま終了したケースはほとんどなく，全体の訪問リハビリテーションの利用者数は増加していた. 当初懸念されていたように，訪問リハビリテーションや他サービスの休止により，利用者に心身機能の低下やADL・IADLの低下が認められており(**図2**)，その回復には予想以上の時間を要していた. 休止中の対応として書面や動画などを活用し自主トレーニングの指導の充実をはかっていたり，電話で定期的に状態確認や相談を行っている事業所が多く認められた.

スタッフの勤務体制は通常に戻り，感染マニュアルの整備，感染者が出たときの対応の取り決めなどのルールが定められ，衛生材料の不足も解消されていた. 現場からは，休止中の対応については無報酬で実施しており，今後は一定の基準のもとに実施されたオンラインなどでの対応や指導に関しては，報酬を認めて欲しいとの要望も聞かれている. 感染予防策を講じながら訪問リハビリテーションの現場は落ち着いてきたといえるが，介護予防事業等の地域活動や自己研鑽活動については，多くの場合オンラインでの活動のみに制限されていた.

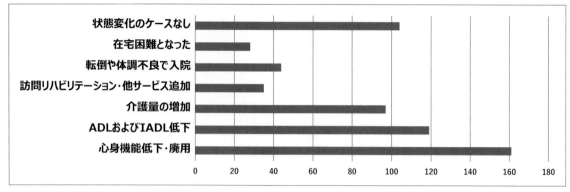

図 2. 新型コロナウイルス感染症拡大の影響による訪問リハビリテーション
の休止中・終了者における状態変化(複数回答可)(n＝299)
(新型コロナウイルス感染症拡大の影響に関する緊急調査第2弾,2020年9月より)

訪問リハ協会では,前年に中止となった学術大会in高知を,初めての試みとして2021年5月にWEBで開催した.そのほか各種研修会も,昨年に引き続きWEBのみで実施することとし,シンポジウムや研修では,コロナ禍での訪問リハビリテーションをテーマに,感染対策から事業継続を見据えた平時の取り組みなどについて会員への情報提供を続けている.

コロナ禍の訪問リハビリテーションの課題

これまでに寄せられた会員の声や現場での取り組みの共有からみえてきた今後の課題としては,感染の再拡大,もしくは新たな感染症の拡大が生じた場合でも,訪問リハビリテーションは利用者の在宅生活の継続のために必要なサービスと自覚し,BCP(事業継続計画)の準備,見直しを行うこと.一時的であってもサービスを休止せざるを得ないケースには,生活機能の低下を生じさせないよう,自主トレーニングや生活上のアドバイスなどを関連機関とも連携しながら,適時適切に実施できる仕組みを作ることが急務である.

これまで健康観察を含め,マスクの着用,換気の励行など,多くのお願いを利用者や家族に行ってきたが,感染予防対策は決して一方通行では成り立たない.日頃からの信頼関係の構築,説明や同意に基づく訪問リハビリテーションの提供が基本となる.感染の収束を願いながら,有事を乗り越えるためには平時の取り組みが重要であると再認識し,訪問リハ協会の活動を通じ,訪問リハビリテーションの質の向上に寄与していきたい.

文 献

1) 一般社団法人 日本訪問リハビリテーション協会:訪問リハビリテーション 訪問看護I5 新型コロナウイルス感染症感染対策(第4.2版)〜安心して訪問リハビリテーションを提供するために〜「現場でできること,すべきこと」.日本訪問リハ協会機関紙,8(2):54-70,2021.
2) 厚生労働省:「新型コロナウイルス感染症対策の基本的対処方針」(令和2年3月28日(令和2年4月16日変更)新型コロナウイルス感染症対策本部決定.
〔https://www.mhlw.go.jp/content/10900000/000633501.pdf〕

MB Med Reha **No.268**：**17-19**, 2021

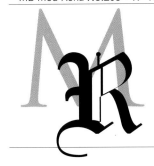

特集／コロナ禍での生活期リハビリテーション─経験と学び─

Ⅱ. 訪問リハビリテーションの立場から
当事業所でのコロナ対策

永耒　努*

Abstract　世界的なパンデミックの中，当事業所でリハビリテーションサービスをいかに通常に戻すか，またスタッフと利用者を感染から守るために，対策を検討し実行してきた．感染対策としてスタッフ全員が常時マスクの着用，手指の消毒，毎朝出勤前の検温結果を LINE グループにて報告をしている．スタッフの体調不良や子どもの休校に伴う休暇取得の方法と補償を提示し，スタッフ間で連携を取りながら休みやすい環境を整え，可能な限り通常通りのサービスが行える体制強化をはかった．冷静に業務に従事し，事業所内連携・事業者間連携と協働の重要性も痛感している．サービスの継続とスタッフの感染防止を両立させるために，マスク着用と手指消毒，うがいを継続し遵守する必要があり，感染拡大防止のためにも，不要不急の外出自粛を継続している．

Key words　感染対策(infection control)，連携(alignment)，スケジュール調整(schedule adjustment)

はじめに

　当訪問看護ステーション（以下，当事業所）は，大阪府東大阪市で運営しており，さらに東側に位置する地区として奈良県とも隣接している．これまでの大阪で発生した台風や地震災害においては1週間程度で通常業務に回復できており，これらの災害に対しての備えは創り上げてきた．しかし，今回のような世界的なパンデミックとなる事態は準備できておらず，目に見えないウイルスへの対応は想定外の事態であった．当事業所でそれまで担当してきた看護とリハビリテーションのサービスをいかに通常に戻すか，またスタッフと利用者を感染から守るために，その都度ベターな対策を検討し，実行してきたので，その内容を現場レポートとして以下にまとめた．

当事業所での取り組み

1. 取り組みの変遷

　2020 年 1 月 15 日に確定診断により国内初の感染者が公表され，症状として発熱や倦怠感，呼吸困難が生じるとの報告を受けた．当初は飛沫・接触感染が主な感染経路と理解していたので，具体的な対策を開始するための情報収集を始めた．2月 26 日に対策の第1弾としてスタッフおよび利用者向け資料を作成・配布し，職場内の対策，サービス時の対策を周知徹底させた．感染対策としてスタッフは常時マスクの着用，サービス開始・終了時に手指の消毒，帰社時の手指消毒とうがい，事務所内の消毒作業・ドアと窓の開放を実施し，毎朝出勤前の検温結果を LINE グループにてスタッフ全員が報告した．この時期からの業務は，部分的なテレワーク化や時差出勤についての検討を進めた．同時期に，感染防護資材の不足と価格

*　Tsutomu EIRAI，〒 579-8026　大阪府東大阪市弥生町 2-53-105　株式会社コンパス，代表取締役／イーリハ東大阪訪問看護ステーション，言語聴覚士

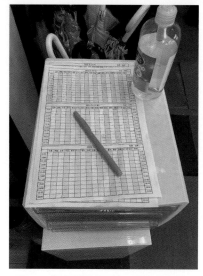

図 1. 事務所滞在時間の記入シート

の高騰が始まり，それまで定期的に購入できていた方法では，入手不可能となっていた．

　翌週の３月４日には，スタッフの体調不良や子どもの休校に伴う休暇取得の方法と補償を提示し，スタッフ間で連携を取りながら休みやすい環境を整え，可能な限り通常通りのサービスが行える体制強化をはかった．４月７日に７都府県を対象とした「外出自粛を強く要請する」という内容の緊急事態宣言の発出と同時に，当事業所における第２弾の対策を開始した．具体策として事務所内で業務をする際は，事務所に滞在時間がわかるように，書面記載できるシートを作成し活用し，併せてテレワーク化の推進と，事務所内で３密を作らない環境を整えた（**図1**）．なお，緊急事態宣言発出中は，外出自粛と感染対策という理由で，サービスのキャンセルが増加し，約３割以上のサービスが減少した．

　その後４月27日よりサービス時の感染対策を追加して，眼の保護を目的にゴーグルの着用を開始した．緊急事態宣言解除後は，大阪府独自基準の指標を参考にして，テレワーク化を５月16日まで継続した．５月18日より通常業務に戻したが，ゴーグルなどを含む感染対策は継続し，現在（2021年８月）に至る．2020年５月当時は第２波に備え，主にテレワークを導入した業務効率と業務内容の精度向上をはかる検討と，感染防護資材の確保にあたっていた．

２．スタッフの感染疑いと濃厚接触

　2020年４月上旬，スタッフより４日間の37.5℃以上の発熱，咳，頭痛の訴えがあり，体調回復まで２週間の自宅療養を指示し，随時電話で体調変化の確認を行った．主治医と保健所と電話で連絡を取り合い，PCR検査の実施を依頼したが，当時の基準（武漢からの帰国または，感染者と濃厚接触の履歴）に満たないとのことで見送られた．その後，２週間経過後も軽快しなかったが，復帰の目安は主治医による許可と，発症（発熱）時点から１か月と定め，スケジュールの調整など業務の調整を行った．その後，症状が長期化していることから，PCR検査対象となり，発症から20日後に陰性が判明した．陰性確認後は本人の症状，体力の回復に合わせて現場復帰とした．

　その後，保健所から利用者や他事業所で陽性者が出たとの突然の連絡が入ることが増えた．これに対して，当事業所のサービス担当者のPCR検査の実施と，サービス介入当日から14日間の健康観察期間として自宅待機を要請されるようになった．この保健所からの連絡は頻繁で，しかも急な要請であったので，該当者のサービスの振り替えや調整に非常に苦慮した．訪問看護においてのICT化を推し進めている最中ではあったものの，急なスケジュール変更を可視化するために，ホワイトボードを使ったスケジュール管理を復活させた（**図2**）．

３．第５波へ突入

　新型コロナウイルスの中でデルタ株は最も感染スピードが速く，適応力が高いといわれている．政府は2021年７月30日，埼玉，千葉，神奈川の首都圏３県と大阪府に新型コロナウイルス対応の緊急事態宣言の発出を正式決定した．大阪は今回で４回目となるが，当事業所において今までとの大きな違いは訪問スタッフ全員が２回目のワクチン接種を終えていることである．ワクチンは依然として重症化や入院を防ぐうえで非常に高い効果を持ち，リスクが最も大きいのはワクチン未接種者である点に変わりはないといえる．だがデルタ

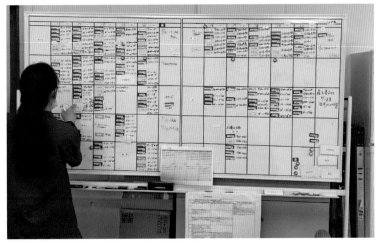

図 2. ホワイトボードによるスケジュール管理

株は，従来株や他の変異株に比べてワクチンを完全に接種した人へも感染力が強いことを示す材料が増えてきており，そこからさらに感染が拡大するのではないかとの懸念が生じている．とはいえ，感染自体を防ぐには，従来通りの感染防止策を徹底するしか方法はない．

おわりに

訪問サービスでのリハビリテーションの役割は，「疾病または負傷により居宅において継続して療養を受ける状態にある者に対し，その者の居宅において看護師等による療養上の世話または必要な診療の補助を行う」ことである．

利用者にサービスを実施する空間で，いわゆる「3密」を完全に取り去ることは難しいが，その環境下でもスタッフと利用者を感染から守り続けな

いといけない．直接的なサービスの制限に不安を感じている利用者には，リモートでのサービス介入も視野に入れて準備する必要があると感じている．経験のないウイルスへの対応において，冷静に業務に従事し，事業所内連携・事業者間連携と協働の重要性も痛感している．現在，事業所内で定期的な抗原検査の実施を導入し，新型コロナウイルス感染の早期発見にも努めている．

今後は新型コロナウイルス感染の軽症者，あるいは自宅療養中の新型コロナウイルス感染者のもとへサービスの提供に向かうこともあり得ると考えている．訪問サービスの継続とスタッフの感染防止の両立を徹底させるために，マスク着用と手指消毒，うがいを継続し遵守する必要があり，感染拡大防止のためにも，市民として不要不急の外出は自粛するべきであると考えている．

MB Med Reha **No.268**：20−24, 2021

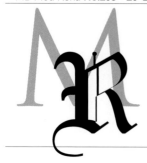

特集／コロナ禍での生活期リハビリテーション─経験と学び─

Ⅱ．訪問リハビリテーションの立場から
平時の実践を「質高く」備える

宇田　薫*

Abstract　COVID-19 の感染拡大が始まった際，「今の状況を乗り切る対策をとれば良い」と安易に考えていた．しかし，今や感染対策の日々が日常となり，平時に戻った際に，どれ一つとして省くことができない対策になると考えている．よって，今，取り組んでいることが平時に行うものとなるのであれば，今をより質高く備える必要がある．また，この 1 年間，日常業務を維持しながら，様々な COVID-19 感染対策を整えられたことは，これもまた平時の体制や取り組みがある程度，備わっていたからこそ成されたのだと気付いた．

　ここでは当法人の訪問リハビリテーション部門の組織体制と，今回の COVID-19 感染対策だけでなく，その対策を検討する方法とその意味も含め，紹介する．当法人は 4 つの訪問リハビリテーション事業所を持つが，単体事業所でも，訪問看護ステーションでも，スタッフが少人数であっても，取り組んでいただける内容であるので，一つでも参考にしていただければ幸いである．

Key words　平時の質(usual quality)，現場で使える対策(measures that can be used in the field)，現場視点(site perspective)，思考過程の経験(experience of the thinking process)

はじめに

　コロナ禍の中で訪問リハビリテーションを提供し続けて，1 年半が経過し，感染対策への意識を高く持ち続けてきたことが今では，「平時の状態＝新しいサービス提供様式」になっているとも感じている．また，今に至るまで，サービス提供者側の我々と，利用者間で大きな問題が生じたことはなく，第 5 波を迎えつつある現在(2021 年 7 月末時点)においても『サービスを提供する』『サービスを利用する』という両者の協力関係により，サービスをお休みされる方はほとんどいらっしゃらない．我々が，この経過の中で知ったのは「『平時』のサービス提供体制，職場の組織体制がすべて『有事』につながる」ということである．

　今回は，当法人の訪問リハビリテーション部門が取り組んだ感染対策をご紹介するだけでなく，それらの対策の一つひとつが持つ意味や，それらの対策を整えられたことから気付いた先程の「平時のサービス提供体制，職場の組織体制」の重要性を紹介させていただく．

　当法人は 4 つの訪問リハビリテーション事業所とそれを統括する統括部門(筆者が統括科長)がある(**図 1**)．統括部門はマネジメント業務を担っており，4 つの事業所と 40 名のスタッフのパフォーマンスを向上させることに集中している．また，4 事業所のエリア，スタッフ構成，母体施設などがそれぞれ異なるため，「共通すること」と「事業所ごとの工夫，取り組み」の両面を意識し，「どの事業所でも同等のサービスが提供でき，その事業

*　Kaoru UDA，〒 901-0215 沖縄県豊見城市渡嘉敷 150　おもと会統括本部訪問リハビリテーション科，統括科長／一般社団法人 日本訪問リハビリテーション協会，副会長

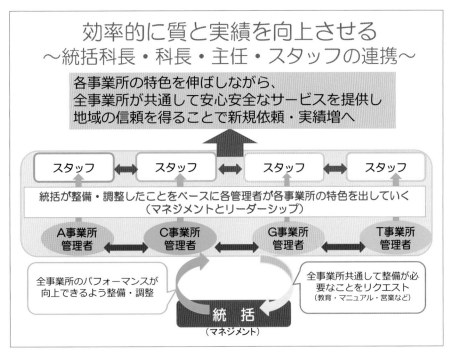

図 1. 4 事業所 40 名の強みを活かす体制

所の特色を活かすことができる」と互いに理解している.

この体制をスタッフが理解していることと, 平時からこの体制を活かした実践ができていたことが, 何よりも重要なことであった.

図 1に示すように統括科長が全体の下に位置することにも意味がある. 上に位置していると, どうしても「統括部門から指示が出される. 下りてくる」というイメージにみえてしまうからである. 繰り返しになるが, 統括部門はマネージメントをするのであって, リーダー機能はほとんど持たない. 現場が必要とするであろう, 必要としている (要求している), 「情報」「知識」「技術」「視点」「マニュアル」などを提供する. それらを各事業所の管理者が, 自分の事業所内で工夫を加えながら運用する. また, 時には 4 事業所の情報交換ができるよう, 情報収集・集約・配信なども行い, 4 事業所 40 名のスタッフの強みを活かすことも行う. 統括部門から現場に提供するものは「実践で使えるもの」である必要があり, 特に帳票類やマニュアル, 広報物などは「統括⇔現場」のやり取りが繰り返されて完成に至る.

1. 利用者様に正しい感染対策と最新情報を「わかりやすく」伝える

コロナ禍当初は, 医療従事者ではない, かつ高齢である利用者には正しい感染対策がわかりにくく, 不安が先行して利用をお休みされる方もいた. 反対に訪問スタッフが感染対策を行っているので, 自分達利用者側はそれほど気を遣わなくても良いだろうと考えておられる方もいらした. 利用者側にも正しい理解をしていただき, 我々とともに感染対策に取り組む必要性を伝えることが最優先課題であった. そこで「全利用者が共通して理解できるパンフレット」を作成した. 作成にするに当たって気を付けなければならないことを, まず 4 事業所の管理者で確認した際に「過度な不安を与えない表現とデザイン」「お休みされる選択を拒んではいけないが, 廃用についても理解をしてもらう必要がある」「一緒に取り組みましょうというメッセージが伝わるように」とすべてが, 利用者視点での意見であった. 完成版を現場スタッフに確認してもらったが, そのときも, パンフレット内の文章のちょっとした語尾の使い方, 意味を取り違えてしまうかもしれない表現, ページの順番など, 管理者同様, 利用者視点での修正点

を挙げてきた．この作業で気付いたことは，

- 平時から「利用者中心であること」「利用者の在宅生活を途絶えさせない．継続させる」という合言葉が活かされている．
- （現場の若いスタッフが，ベテランの統括科長に修正を求めているということであるが）現場で活用するものは，現場スタッフの意見が重要ということを現場スタッフが理解している．

ということである．

2．キャンセルの内容を把握する

どの事業所も，感染を心配して利用を控えることによるキャンセルで，実績が落ち込み，特にCOVID-19感染拡大当初は経営面でも不安を抱えた時期があったと考える．当法人も同様であったが，COVID-19以外のキャンセル数と分けて数字を見せることで，感染状況が改善に向かえば，実績も戻るという説明ができたので，業務縮小や中断に至ることはなかった．これも平時からの取り組みで，すぐに対応できたことである．

- 平時からキャンセル理由の内訳を分類している．「入院」「体調不良」「ショートステイ」など，いくつかに分類しており，その中で「利用者都合」という理由を設けている．「感染が心配なのでお休みしたい」というのは利用者都合ではあるが，今回は「感染」という項目を追加し，平時のキャンセル項目と別に数えた．
- 平時からキャンセル理由に対する取り組みも意識しているので，平時からキャンセルは常時5～8％となっている．体調のリスク管理により，入院や急な受診は減らすことができ，定期受診や家の都合を把握していれば訪問日を変更したり，他のスタッフに代行をお願いし，キャンセルを防ぐことができる．代行できる体制づくりも平時の取り組みである．

3．スタッフがマニュアル内容を共通理解する

感染対策に限らないが，マニュアルに沿って業務を遂行し，問題が発生した際もマニュアルを参考にして対応するのは常であるが，特に感染対策においては，一人の誤った理解や対応が感染拡大

につながったり，熱発している利用者の対応に影響する可能性がある．よって，コロナ禍では短期間に，全スタッフが共通理解をする必要性があった．そのために，前述の利用者パンフレット作成と同様に，感染対策のマニュアル作成にもスタッフの意見を取り入れるようにしたが，パンフレット作成とは少し違う狙いを含んでいる．

- 利用者パンフレットは利用者視点が必要とされたが，マニュアルはそれを実際に運用するスタッフ自身が，各々の場面をイメージしなら，このマニュアルで足りていない内容を挙げるという作業を行った．「独居と同居者がいる場合では対応が同じにはならないだろう」「このようなときはどうしたら良いのだろう？」「これ以外の場面ではどうすれば良いのだろう？」「実際の場面をイメージしたら，具体的な対応がわからないことがある」というように．
- スタッフはマニュアル作成途中のこの「思考過程」で，マニュアルの大半部分を読み込み，理解することになる．
- 訪問の現場では「一人」で判断が求められることも多いが，「現場をイメージする」ことは，他のスタッフと「共有」できる作業であり，かつ，誰もが出くわす可能性がある場面であるため，スタッフ同士で検討することで「共通理解」につながりやすくなる．

これらスタッフの意見を反映して，統括部門でマニュアルを完成させる．現場スタッフは，その内容を確認することで，その時点での不安を限りなく少なくした状態でサービス提供が行える．実際には，十分とは言えない状態のマニュアルが存在するが，作成途中に一度，マニュアル内容を確認し，思考する過程を踏んでいるため，不測の事態に対し「初めて考える」ことにはならず，慌てず適切な判断につなぐことができている．

4．COVID-19以外のリスク管理の徹底

コロナ禍以前の平時においても，リスク管理は行っているが，入院・受診につながることが多いものとして，「誤嚥性肺炎」「尿路感染」「熱中症」

「脱水」と考えており，それぞれの説明用のパンフレットを平時から備えている．COVID-19禍では「熱発」を伴う場合は，「まずCOVID-19を疑っての対応」となるため，本来必要な処置が遅れる可能性ある．また，救急車の要請や外来受診を1件でも増やさないことも，今の医療体制への協力につながると考えている．これらのリスク管理は，利用者本人，家族による日常生活の自己管理が必須であるため，リスク管理の重要性とその方法をわかりやすく伝える技術も必要とされる．

- 入院・受診を「防げる（防げた）もの」と「防げない（防げなかった）」ものに分類することでリスク管理の視点・知識の整理となり，今後に活かせるようにしている．入院，受診が発生した場合に振り返ると，「スタッフの知識不足，観察不足」などに気付くことがあり，少々，辛い作業となるが，常に目的は「利用者の在宅生活を中断させない，継続させる」であることが共有できているので，振り返ることで得た気付きは今後に活かすことにつながっている．
- これらのリスク管理を行っていると，以下のようなケースのリスク管理を見落していることに気付いた．過去に治療が必要となった既往歴へのリスク管理である．そのときは治癒したため，過去のことと認識しがちであるが，生活習慣や体質により，長く期間が経過していても，再発する場合があるということである．訪問リハビリテーションを利用する前の既往であっても注意する必要がある．

5．プレゼンテーション力

当訪問リハビリテーション部門のラダーの一つに「プレゼンテーション力」を挙げている．訪問リハビリテーションではスタッフから，利用者・家族への説明や情報提供を行う機会が多い．説明するスタッフによって利用者の理解が異なってはいけないし，不安を与えるようなものであってもいけない．

- 感染対策は，サービス提供側とサービス利用者の両者が同じ理解で実践することが必要なため，どのスタッフが説明しても，限りなく同じように利用者・家族が理解できることが大切である．
- スタッフ自身が内容を十分に理解することで，利用者・家族に合わせて（アレンジして）説明できる（中途半端な理解では，そのような応用ができない）．前述のスタッフがパンフレット，マニュアル作りに参画する意味も，これにつながる．
- 不安を与えるような口調，声のトーンでは，利用者・家族も同様に不安になる．（COVID-19感染拡大当初，訪問リハビリテーションスタッフと接触のない法人内・施設内職員が感染した際，不安を抱かれる利用者・家族がいらしたので全利用者に電話を差し上げた．接触はなく大丈夫なこと，どうしても不安でお休みされる場合はいつでも再開していただいて良いので気を遣われないようにと説明した．その際も，特に表情の見えない電話であるため，スタッフには口調や声のトーンへの注意を促した．）

6．正しい情報をお伝えすること

COVID-19に関する情報は，我々医療従事者であれば理解できるが，一般住民には，十分には理解できていないことも多い（実際に，皆さんの家族に尋ねてみられると，実感されることもあるのでは）．また，当初は感染対策や健康管理基準（体温の目安など）が変化し，現在ではワクチン接種の情報も変更が続く状況である．正しい情報を速やかにわかりやすく提供することも，訪問サービスに携わる我々の感染対策の取り組みの一つであると考える．

利用者向けパンフレットに取り入れた内容を以下に紹介する．

- ご挨拶：「一緒に感染対策をしましょう」「わからないことはご相談ください」など
- 感染対策：利用者の感染対策，訪問リハビリテーションスタッフの感染対策
- 同居以外の方，県外から来られた方との過ごし方

- サービス利用を見合わせていただく状況：スタッフの発熱，利用者が濃厚接触になったときなど
- お休み中のかかわり：サービスをお休みになっている期間も，お電話などで体調管理を行うなど
- 廃用の心配：お休みされた際に生じる，心配(介助量が増える，体力低下など)
- お電話いただきたいとき：発熱や風邪症状があるとき，ご家族に感染者がいらっしゃるときなど

- 関連機関への報告：本人に感染疑いがある場合，我々が連絡をとる機関の紹介．コールセンター，主治医，ケアマネジャーなどお住まいの地域のコールセンターの電話番号

　以上，当訪問リハビリテーション部門の取り組みと，各々の取り組みの意味(狙い)を紹介させていただいたが1．〜6．の項目はどれも，コロナ禍の特別なことではなく，平時から行っておくべきことであることに気付く．よって，平時の取り組みをより質を高く備えることで，どのような有事に直面しても，慌てずに，このサービスの継続方法を模索できると考えている．

MB Med Reha **No.268**：25-28, 2021

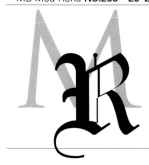

特集／コロナ禍での生活期リハビリテーション─経験と学び─

Ⅱ．訪問リハビリテーションの立場から

訪問看護ステーションの利用者1名の感染が事業所，地域に及ぼす影響

三村　健*

Abstract　当訪問看護ステーションの利用者1名にPCR検査陽性が判明したが，管理部を中心とした職員によるICTを活用した迅速な対応により，結果的には，その影響を最小限に抑えることができた．誤った情報を含む流言が地域に急速に拡大し，100件を超える電話による問い合わせに追われることとなり，情報開示，初動対応の重要性を痛感した．また，他の利用者・家族にも当社の感染対策，当該職員以外の職員の感染の可能性は極めて低いことを説明したが，一部の利用者，家族の不安を完全に取り除くことはできず，リハビリテーション部門や介護部門にまで訪問のキャンセルが続出した．当社に起きた事案は，どこにでも，いつでも起こり得ることであり，常日頃から，起きた場合を想定した事業運営が肝要である．

Key words　訪問看護ステーション(home visit nursing station)，初動対応(initial response)，情報開示(information disclosure)

はじめに

　法人，事業所の関係者に新型コロナウイルス感染症(以下，COVID-19)陽性者が発生すると，内外に多大な影響を及ぼすことは，すでに多くの報告がある．当社においても，令和3(2021)年4月，訪問看護の利用者1名にPCR検査陽性が判明したが，管理部を中心とした職員の迅速な対応により，結果的には，その影響を最小限に抑えることができた．参考事例として，当社の経験を共有したい．

　当社は，人口約80万人の新潟市に位置し，訪問看護ステーション，訪問介護事業所を有する従業員15名の小企業である．以前から常勤の訪問スタッフにはスマートフォン，タブレットを支給し，株式会社NTTドコモのWowTalkという社内チャットサービス，アトラシアン社のプロジェクト管理ツールTrelloを使って，職員間での情報・意見交換，業務管理を行っていた．ミーティングなどは，株式会社Zoomビデオコミュニケーションズのweb会議サービスZoomを用いて行っている．職員の自宅，利用者宅間の直行直帰も以前から必要に応じて行っていたが，COVID-19の拡大により，「必要に応じての直行直帰」から，「原則，直行直帰」に変更した．また，訪問に際しては，感染対策としてスタンダードプリコーションを徹底していた．以下，時系列で経過を述べる．

経　過

◆ Day 1(令和3(2021)年4月19日)15時頃

　看護師による訪問看護の利用者A(以下，Aさん)の家族から，「(Aが)新型コロナウイルスの検査をして陽性の結果が出ました」と連絡が入る．即座に，当社管理部内で情報共有し「当該利用者に1週間前から接触のあった看護師2名は，ただ

* Ken MIMURA，〒950-2022 新潟県新潟市西区小針6-6-6 福舞ビル102　ケアライフ訪問看護リハビリステーション

ちに訪問を中止し帰宅，自宅待機すること」を決定．直後に訪問予定だった利用者Bの家族，ケアマネジャーにも状況を説明してお休みのご了解をいただく．また，Aさんは当社の他にもう1か所の訪問看護ステーションを利用しており，当社から当該事業所の管理者にも連絡した．

◆同日夕方

保健所から電話が入り，当該職員のAさんとの接触の程度，Aさんの症状が出始めた時期の聞き取り，情報の共有を行う．訪問の際は感染防御策を十分に行っていたことから感染のリスクは低いと思われるが，体を近づけての処置があったこと，滞在時間が1時間程度に及ぶことなどから，Aさんの症状が出た日の2日前から接触していた看護師4名を濃厚接触者と認定し，PCR検査を受けることとなった．この時点で，当社訪問看護ステーションの看護師6名中4名が，翌日の4月20日から稼働できない状況となった．「4名が訪問していた他の利用者への説明はどのようにすべきか？」と保健所に質問すると，「濃厚接触者の接触者に関しては，特に行動の制限はないため，他の利用者への説明は不要」と回答を得た．

◆同日19時15分

訪問部門看護管理者から全職員に，WowTalkを通じて【至急・重要】と題した連絡を行う．看護スタッフ以外（リハビリテーション・介護）の利用者の訪問については継続することとしたが，利用者・家族には必ず現状を説明し，訪問を行うか否か，意向を確認することとした．看護部門管理者は，翌日以降の業務を確認し，スタッフ内での役割分担，様々な事務作業を行ったが，この作業は午前3時にまで及んだ．

◆ Day 2（4月20日）

当該看護師が訪問予定だった利用者・家族，ならびに，そのケアマネジャーに電話にて状況を連絡．訪問の日時変更，「（COVID-19における臨時的措置である）電話などによる訪問看護・指導（以下，電話対応）」に変更することや，急を要しない訪問のキャンセルなどの了解をいただいた．かか

りつけ医に，訪問を電話対応に変更することを電話で連絡し，許可（同意書）をFAXでいただいた．また，検査対象となった職員は，Aさんと接触後，所用のために某病院や施設を訪れていたため，それらの病院，施設にも連絡を行った．その頃から，当社から連絡を行っていない事業所などからも問い合わせの電話が鳴り始めた．利用者の年齢や性別，同居家族の有無まで詳細に聞かれることもあったが，個人情報を保護する必要もあり，その対応に苦慮した．対応した看護師は，矢継ぎ早やの質問に「尋問されているよう」と感じたという．電話の数は増え続け，日常業務に支障をきたすほどとなり，結果的に，20日は日中の9時間ほどの間に100件ほどの電話に対応することとなった．陽性者とは関係のない利用者の通所施設や，当ステーションの利用者宅に訪問を行っている訪問介護事業所からの問い合わせも多く，瞬く間に，当社の近隣地域で情報が拡散していることがわかった．「今，検査をしても意味がない．2週間後には陽性になっている可能性もあるのでは？」といった指摘もあり，そのことを保健所に相談すると，保健所からは再度，「（当社の）職員が感染している可能性は極めて低く，そこからさらに他の方に感染する可能性は限りなくゼロに近い」と回答をいただき，問い合わせのあった介護事業者に対しては「心配であれば，保健所にN95マスクを含む感染予防具の準備があるから保健所に連絡するように」と伝えるよう指示を受ける．利用者や家族，周囲の関係者の不安が大きいことを伝えると「本来，PCR検査を1回行い，陽性者との最終接触日から14日間の健康観察期間が経過すれば職場復帰可能となるが，14日目に2度目のPCR検査を行い，復帰はその結果が出てからにしては？」と提案を受け，お願いすることにした．

◆ Day 3（4月21日）

前日の膨大な数の問い合わせに加え，一連の対応の中で，「（当社の）看護師がPCR検査で陽性になった」という誤った情報が世間に流布していることがわかった．それを受け，当社とかかわりの

ご利用者様　　　　　　　　　　　　　　　　　　　　　　　令和 3 年 4 月 21 日

関係機関各位

ケアライフ訪問看護リハビリステーション

管理者　○○○○

看護師の濃厚接触者についてのお知らせ

　平素は格別のご高配を賜り、厚く御礼申し上げます。4 月 19 日に、訪問看護サービス利用者様 1 名から、新型コロナウイルス感染症の PCR 検査陽性者が発生いたしました。現時点で感染ルートは不明です。当該利用者様への訪問看護を提供した職員 4 名は、訪問時には感染防護対策を講じた上、対応しておりましたが、保健所より濃厚接触者として、接触後 2 週間の自宅待機の指導がありました。

　訪問時の当該看護師 4 名は全員マスク着用の他、感染防護対策を講じてサービスを提供しておりました。保健所からは「感染した可能性は極めて低く、本来、濃厚接触者には当たらないが、医療職という事もあり、万が一の事を考えて濃厚接触者とした」という見解を頂いております。また、4 名全員とも症状はありません。

　事務所内での当該職員とその他の職員との接触については、距離を開けて事務作業を行い、入出時のアルコール消毒およびマスク着用、飲食時含む休憩時は同席しない、会話はしない等の対策を十分とっております。

　弊社としましては、ご利用者様の安全を第一に優先し、新潟市保健所の指導に基づき、当該 4 名の職員の PCR 検査を実施の上、さらに最終接触後二週間の間、健康観察を行うため自宅待機とし、復帰時に再度の PCR 検査の後、当該 4 名については訪問サービスへ復帰させる予定でおります。

　従いまして、該当期間中は、訪問サービスを当該 4 名以外の者のみで提供させて頂きます。訪問スタッフにおいては、健康チェック(発熱・体調・感冒症状有無)について徹底しております。この為、個別に訪問の中止および延期をさせて頂く事になります。大変申し訳ございませんが、皆様のご理解とご協力をお願い申し上げます。

　一部情報で、弊社看護師が新型コロナウイルスに感染した、という情報がありますが、これは事実ではありません。また、上記 PCR 検査対象の看護師が万が一陽性であった場合は速やかにご連絡をいたしますが、陰性であった場合等については個別には連絡をいたしません。既に、弊社の対応能力を超える多数の問い合わせを頂いておりますが、事務作業軽減のため、お控え頂ますようご理解をお願いしたします。

図 1. 4 月 21 日に送った実際の書面

あるケアマネジャーや相談支援専門員などの事業所，当社社員が出入りしている施設などへの詳細な情報の公開が必要と判断．FAX で現在の状況を説明した(**図 1**)．その後，問い合わせはほぼ止まった．この日，当該職員 4 名の PCR 検査(1 回目)が実施された.

◆ Day 4(4 月 22 日)

　午前 8 時 30 分，始業と同時に全職員による Zoom でのミーティングを行い，情報の整理，共有を行った．1 回目の PCR 検査の結果，当該看護師 4 名全員陰性との連絡が保健所から入り，ただちに関係機関にその旨を FAX で第 2 報として送

信した．その後，4名の看護師に対し，Aさんと最終接触の日からそれぞれ14日目に2回目のPCR検査が実施され，陰性が証明された日の翌日から順次，訪問業務を再開，5月3日には全員が通常業務に復帰した．

利用者の反応

上記のように，関係各所に随時，情報を流したが，4月20日以降，当ステーションの利用者の皆様には，どこまで，どのように説明すべきか，手探りの状態となった．訪問する前に電話で説明するか，とりあえず訪問し，玄関先で説明するか，口頭か，文書を読んでいただく必要があるかどうかなど，利用者・家族の心身の状況によって，取るべき方法は様々であり，担当者の判断による個別の対応となった．例えば，難聴の利用者であれば，電話での説明は困難であり，まずは訪問し，玄関先で直接説明する必要があった．また，その結果，電話での説明で断る方，屋外での運動を希望される方，「1週間，様子を見たい」とおっしゃる方など，利用者・家族の反応も様々であった．難病の診断の告知後間もない方，過去に重度の肺炎を経験されている方，入退院を繰り返している高齢の方など，その利用者・家族の病状も反応に影響していた．また，住宅型有料老人ホームに入居している利用者の場合，本人・家族が訪問をOKしても，施設側が訪問を遠慮してほしいというケースもあった．

考　察

当初，保健所のアドバイスに基づき，訪問の変更の必要がある方，そのケアマネジャー，相談支援専門員のみに連絡を行ったが，地域に瞬く間に噂が広がり，さらには「看護師が陽性になった」など，事実とは異なる内容も流布，その結果，関係者の不安が増幅され，膨大な数の質問や確認の電話を頂戴することとなった．関係者には，できるだけ速やかに，また，口頭ではなくFAXなどの文書で報告を行う必要があるなど，情報開示，初

動対応の重要性を痛感した．現状では，複数の関連施設に同時に情報共有できるツールはFAXしかないが，今後，地域ネットワークのICT化が進めば，より迅速，効率的な情報共有も進むと思われる．第1報を発出したことにより，問い合わせの電話が激減したが，発出に当たっては，時系列を整理し，客観的事実を記載すること，事業所としての当面の見通しも合わせて示すことが，効果的であったと感じた．一方で，「情報提供を行う対象をどこまでとするか」については，濃厚接触者となった職員が自宅待機になるまでに訪問した利用者，その利用者が利用している別の訪問看護ステーション，介護事業者，利用者が通所している福祉作業所など，検討すれば，際限なく広がることとなり，苦慮した．当社から連絡しないと後になって「なぜ連絡してくれなかったのか？隠していたのか？」といった誤解を招く可能性も考慮したが，対応のための事務能力にも限界があり，両者の線引きは難しいものがあった．

当社では，普段からICT化を推進し，オンラインでミーティングを行う，業務を「見える化する」など，有事に備えて準備していたが，これらのツールの使用に慣れていたことは，今回の出来事に対応するに当たって，とても効果的であった．一方，職員の感染を防ぐ対策は講じていたが，訪問の継続の可否に際して，他の利用者，家族にも，こういった対策の説明を行っても，一部利用者・家族の不安を完全に取り除くことはできず，リハビリテーション部門や介護部門にまで訪問のキャンセルが続出した．

終わりに

誌面の都合上，省略したが，COVID-19陽性者の発生が職員に与える影響は公私ともに大きく，多くのスタッフが心身ともに疲弊した．自らの施設，法人内の感染対策はもちろんであるが，当社に起きた事案は，どこにでも，いつでも起こり得ることであり，常日頃から起きた場合を想定した事業運営が肝要である．

MB Med Reha No.268：29-34, 2021

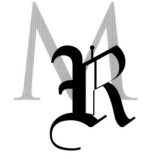

特集／コロナ禍での生活期リハビリテーション―経験と学び―

Ⅱ．訪問リハビリテーションの立場から
これからのリハビリテーションが，より地域に根差していくために必要な経験と学び

細田忠博*

Abstract　コロナ禍となって1年半が経過している(2021年7月現在)．現状の通所リハビリテーション，訪問リハビリテーションはどのように順応し利用者へサービスを提供しているのか．また，地域におけるリハビリテーションはどのような役割を担っているのか．コロナ禍においてリハビリテーションの新たな課題は，明確に定まっていないように思う．また，具体的なアクションプランについても十分ではないように思う．様々な疑問を抱える中で，1年半の間に筆者が経験した，利用者の意識の変化や市町村単位でのリハビリテーション専門職の組織化の中で，行政や多職種との連携の重要性について再認識することができた．

Key words　地域リハビリテーション(community based rehabilitation)，帰属(attribution)，組織化(organize)

はじめに

　2020年2月11日に世界保健機構(WHO)が新型コロナウイルス感染症の正式名称を「COVID-19」と発表してから，約1年半が経過しようとしている(2021年7月現在)．日本での感染者数(2021年6月29日時点)は，79万人となり，死亡者数1万5千人に達する状況にある．

　感染者数の増加とともに，我々の日常生活は変化していった．マスクは財布や携帯電話と同じように必需品となり，人前では必ず身に付けるものとなった．他人との距離感にビクビクするような感情を抱くことも今まではなかったように思う．

　今回コロナ禍となり，生活期リハビリテーションだけでなく，地域での活動も含めて，筆者自身が経験したことの学びや気付いたこと，そして今後の地域におけるリハビリテーションの課題について示唆される内容をお伝えしたいと思う．

コロナ禍になって変化した日常

　我々の日常は，コロナ禍になりどのように変化したのか．皆さんはどのように感じているだろうか．一人ひとりの作業バランスに違いはあると思うが，環境の変化によって，我々の作業内容は大きな影響を受けたと感じる．例えば，仕事に向かうための交通手段が変わったり，職場や友人との月1回の外食がなくなり，自宅で家族と一緒にいる時間が増えたかもしれない．「仕事に行く」「食事をする」といった作業でも，その内容は変化し，それによって，人の意識も変化していったように思う．人は，自分達の行動や自分の身に起こった結果に対して，原因となる事象を帰属させると言われている．コロナ禍となり，多くの方は外的要因によって自分達の生活が変化してしまったと考えていると思う．しかし，一方では今までの自分達の生活を守ろうと，内的な要因を強化し自身の

* Tadahiro HOSOTA，〒305-0045 茨城県つくば市梅園1-2-1　つくば市福祉支援センターさくら，地域活動支援事業管理者

考え方を合理化させようとしていることもある．例えば，自分はこれだけ感染予防をしているから，今までと変わらずに生活をしていっても感染するはずがないと思うかもしれない．これらは，人それぞれの知識や価値観，特性によって解釈が異なる．

この原因となる帰属をどのように利用者が解釈し，行動に移していたのか，筆者が従事している通所リハビリテーションと訪問リハビリテーションの現状を紹介させていただければと思う．

1．通所リハビリテーションでの実態

県内でのコロナ感染者数の増加に伴い，中止される利用者の数は増えていった．登録人数約140名の中で，中止者数が一番多いときで15名だった．特に，要支援者の方が目立って多かった．中止者が増えていく中で行った対応方法は以下の3点になる．①定期的な電話もしくは訪問でのモニタリング，②利用者のニーズに応じて自主トレーニングメニューを提案する，③ケアマネジャーへの定期報告と状況確認を実施した．長期の中止者では1年以上中止した利用者もいた．自宅へ訪問し状況確認ができる利用者の場合には，生活状況を評価し助言することも可能だったが，電話対応のみの場合には身体状況を評価することはできず，家族と本人の話を聞いて助言をするに留まってしまった．

再開後には，再評価を行いケアスタッフと介助方法の再検討を行った．中止期間の違いはあれど，要支援者では心身機能の低下はみられなかった．しかし，社会交流機会の減少によって会話をする機会が減ったという話が聞かれた．

感染対策については，1ケア1消毒，換気，ソーシャルディスタンスの確保，送迎中の換気対策，全利用者・全スタッフマスク対応，来所・退所時の検温，感染者が発生した場合の対応マニュアルなど行った．

筆者が在籍していた期間は，幸運にも事業所内での感染者は発生しなかったが，近隣の事業所においてはクラスターが発生しているところもあっ

た．どれだけ，感染対策を行っていたとしても，利用者をはじめスタッフも不安を抱えながら業務を行っており，緊張感のある中で利用者を第一に考え運営をしていたことは，全国多々ある事業所でも同じことと思う．

中止していた利用者が考えた帰属要因は，コロナ禍での感染をしてしまうかもしれないという外的要因である傾向が強かったのではと筆者は考えた．この考えがすべてである以上は，通所することは難しいため，再開の見込みのある利用者や廃用症候群の進行が懸念される利用者には，モニタリングを通じて，感染予防の説明や通所を再開することでのメリット，デメリットを説明した．そこで，内的な要因へと意識を向けたことで，利用の再開につながった症例もいた．コロナ禍において，感染予防の重要性は大前提ではあるが，利用者・家族への意識的な変化を促すかかわりも重要なのだと気付いた出来事だった．

2．訪問リハビリテーションでの実態

訪問リハビリテーションでは，自宅へ訪問するため，訪問者によって感染拡大させてしまうリスクがあることを留意して業務を行っていく必要があった．そのため，感染予防対策についてはマスク，防護服，フェイスシールド，グローブの着用を行い，装着する際の場所や方法についても統一して実施した．装着場所は，原則玄関先で行った．アルコール消毒のボトルを常備し，自宅に入る前，利用者との接触前後，防護服の着脱前後で実施をした．防護服などを装着する対応については，事前に利用者へ説明させていただき，ご協力をお願いした．最初は違和感を抱かれる方もいたが，すぐに慣れていただくことができた．プログラムの内容については，基本的には大きな変更をしなかったが，摂食練習や調理練習については必要性を再度確認した中で，利用者，家族，ケアマネジャーとの協議のもと実施を控えることもあった．通所リハビリテーションとは違い，中止者数は少なかった．

本人の好きな買い物を日常的に行うことため

に，外出機会を増やしていくといった目標を掲げていたが，感染の不安から自宅から出て行くことができなくなってしまった利用者もいた．一方では，遠方の家族が来訪する回数が減ったために，通所サービスへ通い始めた利用者もいた．それぞれの利用者が，起こっている事象をどのように帰属するかで，行動は変化し，環境によっても大きく行動が変化することがよく理解できた経験だった．

茨城県内における市町村単位での専門職の組織化について

1．茨城県リハビリテーション専門職協会（IRPA）について

筆者が在籍している茨城県リハビリテーション専門職協会（Ibaraki Rehabilitation Profession Association；IRPA）について，少しご紹介をさせていただきたいと思う．

IRPA は，会員相互の連携により，まちづくりのための地域に根ざした活動および研修などをリハビリテーションの立場から行い，かつリハビリテーション専門職相互の交流を推進し，各会員による自主的・主体的な地域づくりの取り組みを支援・促進することをはかり，もって県民の自助・互助の推進と医療・福祉・介護の増進に寄与することを目的として，リハビリテーション3士会（公益社団法人 茨城県理学療法士会，公益社団法人 茨城県作業療法士会，一般社団法人 茨城県言語聴覚士会）連絡協議会を発展する形で2014年12月に設立した．現在行っている主たる事業は，障害福祉に関する事業，介護予防・日常生活支援総合に関する事業の2つである．

2つの事業に共通する部分として，リハビリテーション専門職の派遣と人材育成研修が挙げられる．茨城県内の研修修了者は，2つの事業を合わせると約900名の PT・OT・ST になる．茨城県内の44市町村に，PT・OT・ST を市町村担当者として配置し，行政の窓口機能を整備し総合事業への派遣調整を行っている．行政との契約や派

遣者の調整などについては，IRPA のコーディネーターが行っている．

2．組織化の経緯とコロナ禍になる前の経過

IRPA が設立し，7年が経過している．行政と各市町村担当者のかかわりが深くなるにつれ，市町村単位での組織化の必要性が話し合われてきた．

茨城県内で，市町村での組織化が行われているところは，3市町村ある．その中で，土浦市の PT・OT・ST の組織化に携わることがあったので，少しお話をさせていただきたいと思う．

土浦市は，「ふれあいネットワーク」というシステムがあり，8つの中学校区に分かれ，公民館に社会福祉協議会が主体となり，地域ケアコーディネーターがそれぞれ配置されている．そこで，市民からの困りごとに対して，相談・援助を行っている．必要に応じて，関係職種と連携をとって対応をすることができる．

8つの中学校区で，定期的に個別レベルの地域ケア会議が開催され，IRPA が派遣調整を行い，市内もしくは近隣の PT・OT・ST が配置され2017年度から参加をしている．また，行政と市内リハビリテーション職が協働して取り組める介護予防事業案の具体化ということで，土浦市の高齢福祉課，健康増進課，地域包括支援センター，市内の PT・OT・ST がワーキングチームを結成し活動を行っている．

IRPA が各市町村単位の組織化に対して方針を示した．そこで，タイムリーに行政からの依頼に対応をしたり，市内の横のつながりを拡大し，より強固に連携をはかる必要性を感じた．そのため，土浦市の市町村担当者が中心となって，PT・OT・ST の3団体を組織化していく運びとなった．市町村担当者と市内に勤務する数名の PT・OT・ST が土浦市3団体立ち上げ実行委員会を設立した．ここまでの話は，コロナ禍になる前に話し合われてきた．

3．3団体設立まで

2020年5月頃の設立を予定として組織化を進めていったが，COVID-19 の感染拡大が進むにつ

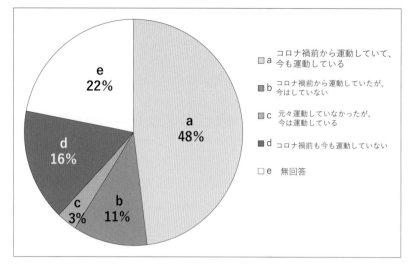

図 1.
コロナ禍になる前となってから
の運動について

a コロナ禍前から運動していて、今も運動している
b コロナ禍前から運動していたが、今はしていない
c 元々運動していなかったが、今は運動している
d コロナ禍前も今も運動していない
e 無回答

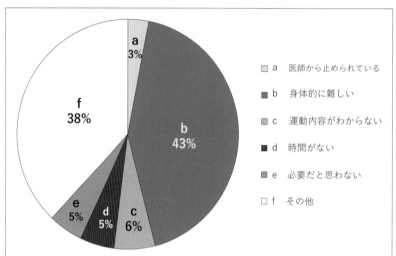

図 2.
運動をしていない理由

a 医師から止められている
b 身体的に難しい
c 運動内容がわからない
d 時間がない
e 必要だと思わない
f その他

れ，実行委員会の開催も難しく，設立を延期せざ
るを得ない状況となった．

10月になって，感染予防とオンライン会議の開
催が普及し始めたことで，実行委員会の活動も再
開された．名称を，土浦市リハビリテーション専
門職協議会(Tuchiurashi Rehabilitation Profes-
sion Council：TRPC)とし，11月末に決起会を開
催する運びとなった．市内の関係団体には，事前
にご連絡をさせていただき，感染予防をした中
で，直接ご挨拶に行かせていただいた．決起会は，
オンラインで行われ正式に TRPC が設立される
こととなった．この組織化の経験と学びとして，
今まで当たり前のようにしていた，対面での会議
や地域での活動が行えなくなったことで，自分や
周りの人の意識が非常に内向きになってしまった

ことに気付いた．「感染しては大変だ」という帰属
意識のもと，新たな対策やアクションを起こして
いくことが難しくなっていた．そこで，意識を変
革していく必要が生まれたときに思い浮かんだこ
とは，「大義がどこにあるのか？」ということだっ
た．組織化をすることが目的ではなく，土浦市の
市民のために我々が役に立つ仕組みづくりが必要
なのだと改めて気付いたことで，コロナ禍にあっ
ても活動できる方法を考えていくことができたと
考える．

コロナ禍でのリハビリテーション専門職の
活動について

前述していた行政と市内リハビリテーション職
が協働して取り組める介護予防事業案の具体化と

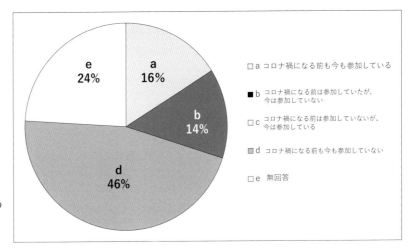

図 3.
コロナ禍になる前となった後の
地域活動への参加について

凡例:
- a コロナ禍になる前も今も参加している
- b コロナ禍になる前は参加していたが、今は参加していない
- c コロナ禍になる前は参加していないが、今は参加している
- d コロナ禍になる前も今も参加していない
- e 無回答

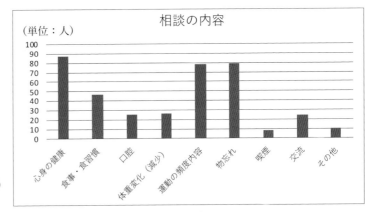

図 4.
希望する相談内容(単位:人)

相談の内容
(単位:人)

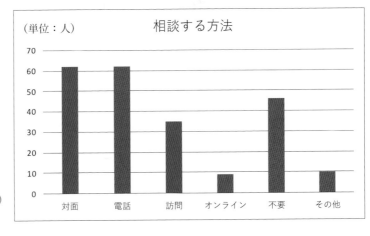

図 5.
希望する相談方法(単位:人)

相談する方法
(単位:人)

いうことで,コロナ禍になる前に計画されていた集団の中で行われる内容は白紙となり,コロナ禍でできる介護予防ということで,協議をしていった.その結果,市内の高齢者に対して個別で案内を送付し,実態調査を踏まえつつ今後の介護予防事業のご案内を郵送するという事業を行った.土浦市関係者によると,**図1~5**の結果となった.

日頃の運動については,コロナ禍になって運動を行わなくなった方が,全体の11%いることがわかり,その中で運動をしていない理由が,運動内容がわからないという方が6%いることがわかった.43%の方は身体的に難しいという理由だが,この中にも自分に合った運動がわからないという方が少なからず存在するのではと筆者は考えてい

る．地域活動については，コロナ禍になる前は参加していたが現状は参加していない方が，14%いることがわかった．相談内容では，心身の健康や運動，物忘れ，食事・食習慣（栄養）が多かった．希望する相談方法としては，対面，訪問が多かった．オンラインでの相談希望は4%だった．

これらの結果から，あくまでも筆者の考えではあるが，今後地域で必要となるリハビリテーションの役割として，相談内容に対しての訪問・オンライン相談対応，地域での多職種のネットワーク拡大，地域活動への参加促進について担っていくことが必要と考えられた．地域活動への参加の再開については，地域住民の意識を変革していく必要があるため，行政・様々な専門職・市民を含めて，大きな視点で知恵を絞っていくことが必要と考える．

まとめ

コロナ禍において，少なからず今まで行われてきたリハビリテーションの手段は変化したように思う．今までよりも，リハビリテーション専門職に必要とされることは，直接的な介入だけではなく，間接的なかかわりの中でいかに行政，多職種と連携しながら，高齢者のみならず，必要とされる人々へリハビリテーションを提供していくことではないかと考える．

そのためには，リハビリテーション専門職がともに歩み，市町村単位での活動が行えるよう組織化していくことは今後さらに重要になってくることだと考える．組織化することで，行政，他団体との連携を促進し，地域全体を対象としたチームとなり，地域課題をリハビリテーションの視点を持って支援していくことができるのではないかと示唆される．

謝　辞

今回執筆にあたり，終始適切な助言を賜り，また丁寧に指導して下さった佐藤弘行会長はじめ，IRPAの職員の皆様に感謝致します．また，大変お忙しい中，執筆にご協力をいただいた関係者，ならびに執筆の機会をいただいた方に対し深く御礼を申し上げます．

文　献

1) 厚生労働省：国内の発生状況．〔https://www.mhlw.go.jp/stf/covid-19/kokunainohasseijoukyou.html#h2_1〕
2) Antakki C, Brewin C（編），細田和雅，古市裕一（監訳）：原因帰属と行動変容─心理臨床と教育実践への応用─, pp. 9-56, ナカニシヤ出版, 1993.

MB Med Reha **No.268**：35-41, 2021

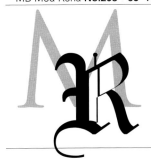

特集／コロナ禍での生活期リハビリテーション―経験と学び―

Ⅱ．訪問リハビリテーションの立場から
コロナ禍における訪問リハビリテーション
―感染対策・働き方・テレリハビリテーション―

古田哲朗*

Abstract　新型コロナウイルス(以下，新型コロナ)の感染拡大の防止のため，訪問リハビリテーション(以下，訪問リハ)では，感染対策や働き方，訪問リハのあり方など様々な対応が必要となった．訪問リハにおける基本対策や物品支給，患者対応などについて感染対策指針を策定し，随時更新して運用してきた．また，会議のオンライン化，直行直帰やテレワークの導入など，働き方の工夫も行っており，現在では多様な働き方の受け皿にもなっている．感染リスクの不安から，訪問リハの中断を希望する患者に対しては，テレリハビリテーション(以下，テレリハ)を開始した．多くの課題に直面しているが，訪問リハとの並行活用により，テレリハの強みも活かせる可能性を感じている．

このような状況下でも，患者が安心してその人らしい生活が送れるように，そして，職員も安心して業務が継続できるように，感染対策，働き方，訪問リハのあり方，それぞれ状況に合わせて変化し，取り組んでいくことが大切だと考える．

Key words　感染対策(infection control)，テレワーク(telework)，テレリハビリテーション(tele-rehabilitation)

はじめに

新型コロナウイルス(以下，新型コロナ)の感染拡大を防止するため，不要不急の外出自粛やソーシャルディスタンスの確保など，我々の生活様式は一変した．訪問リハビリテーション(以下，訪問リハ)においても，それは例外ではなく，感染対策はもちろんのこと，働き方や訪問リハのあり方に至るまで，様々な面で対応が求められるようになった．

感染リスクに対する不安から，当法人においても訪問リハの中断を希望する患者が一定数発生したため，中断するのではなく，いかにしてかかわりを継続できるか，という視点で対応を検討する必要があった．様々な方法を模索する中で，QOLの改善や外来リハビリテーションと同等の効果が期待できるとの報告もある[1)2)]，テレリハビリテーション(以下，テレリハ)を開始した．

この状況下においても，安全安心のもと，いかに患者への訪問リハを継続していくか，そして職員も安心して業務が継続できるよう，この状況に合わせた働き方を工夫していくか．これまでの経験から，当院における感染対策，働き方の変化と工夫，中断患者への取り組みを中心に，コロナ禍における訪問リハの実際について報告する．

当法人における感染対策の概要

当法人は，豊島区，渋谷区，三鷹市，大阪市にクリニックを有する多職種循環器クリニックで，各所で医療機関からの訪問リハを実施している．訪問リハを実施している患者の疾患割合は，循環器疾患が4割と全国平均と比べても多いが，その他の疾患も多岐にわたり，乳児から超高齢者まで幅広く対応している(**図1**)．

* Testuro FURUTA，〒171-0033 東京都豊島区高田3-14-29 KDX 高田馬場ビル1F　ゆみのハートクリニック訪問リハビリテーション部，部長

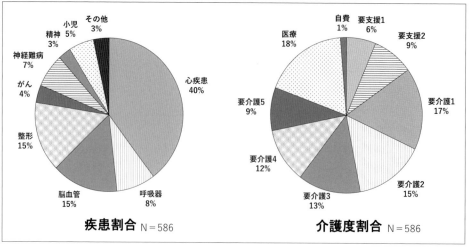

図 1. 当院疾患割合

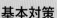

図 2.
訪問リハの感染対策

2020年1月に日本国内でも新型コロナの感染者が発生し，2月に政府から感染拡大に備えて基本方針が決定された．同時期に当法人でも新型コロナ感染対策委員会が立ち上げられ，法人として最初の感染対策指針が策定された．訪問リハ部においても法人指針や厚生労働省の感染対策基本方針等[3)4)]をもとに感染対策指針を定め，感染対策を更新しながら訪問リハを継続している．2020年2月21日に当法人の感染対策指針第1版が策定されてから現在に至るまで更新され，最新は第9版である．警戒レベルごとに，外来や訪問診療方法，オンライン診療，院内感染対策，働き方，学会参加などの行動指針が定められている．

また，法人外の近隣施設と連携し，感染対策における情報共有や事業所をまたいだ協力体制の構築などを目的に，としま在宅感染対策チームの運営なども行っている．職員については，テレワークや直行直帰の推進，通勤時の社用車の使用やホテル宿泊，新型コロナに関する各種手当の支給など，法人として対策が随時行われた．

当院訪問リハビリテーションにおける感染対策

訪問リハ部の感染対策として，「基本対策」「物品支給」「訪問前の患者対応」「訪問時の患者対応」について，それぞれ述べる（**図2**）．

1．基本対策

毎朝の検温と体調を，オンラインを活用して報告する．オフィスに入る際の手洗いや手指消毒の徹底，すべての会議をオンライン化，外来診療と在宅診療の職員が交差しないように更衣室や休憩室を分離した．また，満員電車を避けるために通勤での社用車の活用やホテルの宿泊手配などを

行った.

2．物品支給

マスク，ゴーグル，携帯型手指消毒用具，フェイスシールド，必要に応じて(嚥下リハビリテーションや呼吸リハビリテーションを実施の際など)個人防護具を支給した.

3．訪問前の患者対応

訪問当日は，患者の体温と体調を事前に電話で確認し，体温が37.5℃以上ある場合は，基本的に訪問を見送る対応とした. その際には，主治医や看護師，ヘルパーなどの関係職種との情報共有を徹底した.

このように，訪問前の患者対応の方法を決めていたとしても，家族が発熱していたり，結果的に濃厚接触者となってしまった事例や，事前電話がつながらず訪問時に発熱がわかる場合など，対応の判断に迷う事例が散見された. 相談窓口と流れを明確にし，相談事案が発生した際は，まずは部門長へ相談を行い，部門長と院長とで判断を検討した. それでも判断に迷う事例については，感染対策委員会で検討を行うこととした.

4．訪問時の患者対応

玄関に入る前にアルコールで手指消毒を行い，スタッフ，患者・家族ともにマスク着用と換気の徹底を行った. 血圧計やパルスオキシメーターなどの使用物品を患者ごとにアルコール綿で消毒して使用した. 事前電話に出られない患者は，訪問した直後にバイタルサインを測定し，37.5℃以上の場合には基本的に訪問リハ介入は見送る旨をお伝えして退席し，「3. 訪問前の患者対応」の項目と同様に関係職種への連絡を行い，患者対応について検討した. 退席については患者や家族に不快な思いをさせないよう，事前にそのような状況になった際は感染対策上速やかに退出することを説明した.

働き方の変化と工夫

職員同士や通勤時の他者への接触機会を極力減らすために，会議や勉強会のオンライン化，直行

直帰やテレワークの導入を行った. もともとインターネット接続が可能なパソコン端末を職員全員に支給していたことで，比較的速やかに以下の対応を行うことができた.

1．会議などのオンライン化

対面で行っていた会議，勉強会，症例検討会などをすべてオンラインで行うようにした. 勉強会はe-ラーニングの作成を開始し，いつでもどこでも学べる環境を構築した.

2．直行直帰の推進

すでに行われていた直行直帰をさらに推進し，極力直行直帰ができるように，訪問ルートを含め調整した. 対面で確認していた業務の終了や相談事項についてはオンライン上で行えるように運用整備を行った.

3．テレワークの実施

新たに事務業務を中心にテレワークを導入した. 業務の特性上，テレワークは朝一または終わりの一部といった臨床業務の前後の時間で実施することが多い運用となっている. 事前にテレワークを行う時間と内容を申請することを基本としているが，朝一または最後の患者がキャンセルになるなど訪問スケジュールに変更があった場合は，テレワークが可能になった時点で申請することも可能とし，柔軟な運用を心掛けた.

1）運用変更による利点と課題

これらの働き方の変更により，密の回避や接触人数の減少など，感染対策の一助になったと考える. さらに，柔軟な働き方の推進にもつながり，怪我によりセラピストの訪問業務が難しい状態になった場合にも，テレワークで勤務が継続できるなど，多様な働き方ができるようになっている.

一方，対面でのやりとりが減ることの課題もみられる. 普段，顔を見合わせ，何気ない会話で行われていた職員間のコミュニケーションが減り，職員によってはストレスがかかり，情報共有の不十分さを感じていることもあった. 特に新入職員にとってはストレスがかかりやすい状況になることが予想され，オンラインでいかにコミュニケー

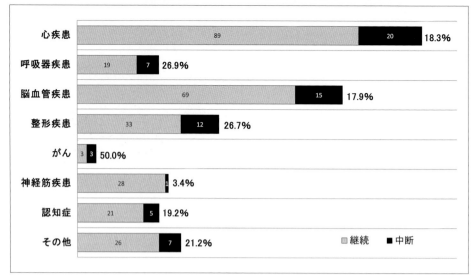

図 3. 疾患ごとの訪問リハ中断割合

ションをとり，情報共有を行っていくこと．そして，状況によってはやはり対面でのコミュニケーションを実施することが重要で，その判断を的確に行うことも課題となった．また，特にテレワークでは業務が見えづらい側面もあり，業務内容や進捗状況など，お互いの業務の見える化をオンライン上でできるよう進める必要があり，継続課題となっている．

訪問リハ中断患者への対応（テレリハ）

第 1 波（2020 年 4 月頃）の際は，当時 358 名の患者のうち 70 名，約 20％の患者で訪問リハの中断希望があった．疾患による中断率に大きな差は認めなかった（図 3）．第 2 波（2020 年 8 月頃）以降は，各緊急事態宣言ごとでの中断数はそれぞれ 5 名に満たなかった）．中断患者への対応として，自主トレーニング用紙の作成や動画配信，テレリハを実施した．ここではテレリハについて述べる．

1．テレリハ（遠隔リハビリテーション）

対面での接触を避けてかかわりを継続する手段として，画面上で患者とスタッフの双方をつなぐテレリハを検討した．以下に，テレリハの対象者の選出，費用の設定，書類の作成，テレリハの実際についてまとめる．

1）対象者の選出

実施に向けてテレリハの対象者を把握するため，担当リハビリテーションスタッフにアンケー

トを実施した（図 4）．各スタッフが担当する患者に対して「テレリハが望ましいか」「テレリハができない理由は何か」の 2 つを確認したところ，82.5％の患者において「テレリハには向いていない」と担当スタッフが回答しており，その理由は，「リハビリテーション内容が遠隔では困難」「オンラインデバイスがない，または操作ができない」「画面上でのコミュニケーションが困難」「サポートできる家族が不在」「リスク管理，モニタリングが不十分」など多岐にわたった．そのような中でも 6 名の患者でテレリハを実施した．

2）費用の設定

当院は，保険制度下での訪問リハを行っている．例外として，有料老人ホームに居住しているなどで保険制度が活用できない場合には，医師の指示のもと自費での訪問リハも一部行っている．テレリハは保険制度が活用できず自費での費用設定が必要になるため，法人内で検討を重ねて現在実施している自費での訪問リハの費用の半額とした．費用設定では，対面でしかできない内容は提供できないこと，実際にテレリハで効果が出せるのかは，まだ不明確な面も考慮した．

3）書類の作成

テレリハ開始に先立ち，契約書，遠隔運動指導の説明用紙，およびタブレット端末の使用方法に関する説明書を作成した．中断患者に対して可及的速やかな対応が求められる中，対象者の選出や

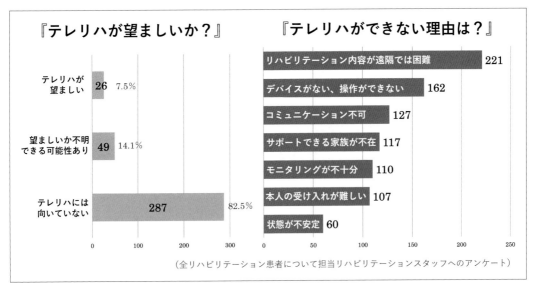

『テレリハが望ましいか？』

テレリハが望ましい　**26**　7.5%

望ましいか不明できる可能性あり　**49**　14.1%

テレリハには向いていない　**287**　82.5%

0　100　200　300

『テレリハができない理由は？』

リハビリテーション内容が遠隔では困難　221

デバイスがない、操作ができない　162

コミュニケーション不可　127

サポートできる家族が不在　117

モニタリングが不十分　110

本人の受け入れが難しい　107

状態が不安定　60

0　50　100　150　200　250

（全リハビリテーション患者について担当リハビリテーションスタッフへのアンケート）

図 4. テレリハアンケート結果

表 1.
テレリハ内容（例）

項目	ポイント
リスク管理	• 事前に医師とテレリハ内容について相談する • バイタルサイン測定を患者または家族ができるように事前に練習する • 運動や活動による体調変化のリスクがある患者は，負荷のかからない内容（体調確認，セルフケア指導，環境調整など）でのかかわりとする
運動療法	• 普段の訪問リハで安全が確認できている負荷量，またはそれ以下の負荷量で実施 • ダイナミックな動作は避け，できるだけ座位や立位で行える内容を選択
活動量調整	• 問診や活動日記を用いて，この間の活動や食事の内容と，呼吸困難感や倦怠感，体重などの症状変化を確認 • 活動内容や活動頻度の調整が必要な場合にアドバイスを行う
生活動作練習環境調整	• 画面を通して環境や動作を確認しアドバイスを行う • 転倒リスクのあるまたぎ動作などは家族に介助方法を伝達，または手すりのある環境下で類似動作として練習する

費用設定などの準備と並行して，法人としてのこの取り組みの運用方法を決定した．

4）テレリハの実際

患者とリハビリテーションスタッフが，オンライン会議システムを使用して実施する．端末の画面を通してこの間の体調や変化したことなどを確認し，バイタルサインは患者本人または家族に測定していただき確認する．テレリハの内容は運動療法のみならず，活動量調整や環境調整，生活動作練習など多岐にわたる（**表1**）．リスク管理として，バイタルサイン測定を患者または家族ができることを確認し，測定機器は必要に応じて貸し出

すことも検討した．また，運動や活動によって体調変化のリスクがある患者に対しては，負荷のかからない内容，例えば問診による活動量調整や体調確認，セルフケア指導などを行った．安全を最優先して実施する必要があるため，直接モニタリングしないと症状が増悪するリスクがある患者に対しては，テレリハ対象外と判断することも必要であった．いずれにせよ，実施の際に事前に医師との相談が必要不可欠である．

運動療法では，普段の訪問リハで問題のない負荷量から実施．心身状態や体調に合わせて増減を検討した．転倒リスクのあるようなダイナミック

リテラシー	環境	モニタリング
デジタルスキルの獲得	遠方でも可能 感染対策になる	セルフケア能力↑
デバイスの操作 本人・家族の理解度 認知面の影響がある	デバイスの有無 通信環境	測定機器の有無 自己測定の可否 モニタリング内容

介入内容	コスト	法令・倫理
様子を記録に残せる 介入頻度が上がる	移動の必要がない	自由度や柔軟性あり
負荷が不十分 転倒のリスク配慮 触れずにできる内容	保険の活用× 自費（高額？） 費用対効果検証	個人情報保護 保険適応外 安全保障

※上段：利点 下段：課題

図 5.
テレリハ―利点と課題
（Patient acceptance of a tele-medicine service for rehabilitation care：A focus group study (2019) 一部参照）

な内容は避け，座位や立位など安定した姿勢で行える内容をできるだけ選択した．活動量調整は，活動日誌や問診でその間の活動量と体調変化を把握したうえでアドバイスを行い，環境調整も必要に応じて実施している．実際の動きを，画面を通して確認し，動き方や補助具の提案などを実施したり，必要に応じて介助方法を家族に伝えたりした．

2．テレリハの課題と利点

運動療法，活動量調整，環境調整など，画面を通して実施できることも多くあり，経過を通して身体機能の向上がみられる患者もいた．感染対策になることはもちろん，自宅までの移動が必要なくなることやそれに伴う介入頻度増加の可能性も感じられた．また，実施中の様子を録画できるデバイスもあり，実施後にそれを共有して運動や動作の振り返りが行えるなどの活用方法も効果的と思われた．

一方，先に述べたように，インターネットリテラシーの低さやパソコンなどのデバイスの有無，全介助の患者など，そもそもテレリハが実施できない患者が多数いることが課題となった．また，負荷量を慎重に見極める必要がある患者に対しては適切なリハビリテーションの内容や負荷量がかけられないという課題も継続している．提供する側のスタッフは，訪問業務の間に，テレリハをいつどこで実施するかという物理的な課題や，リスクを考慮してテレリハの内容を吟味する必要があることがハードルになってもいた．費用対効果が適切なのかも課題として挙げられる[5]（図5）．

まとめ

新型コロナの蔓延は，医療全体，そしてリハビリテーション全般にも大きな変化を求められることとなった．感染対策はもちろんのこと，働き方の工夫や対面を避けた患者介入など，状況に合わせた対応が続いている．感染対策や患者対応の基準を定めていても，それに沿わないような事態に対して，その都度判断を必要とする場面も多くあったが，連絡相談の窓口と流れ，決定者や決定機関を明確にすることでスムーズに対応することができた．情報も日々更新されるため，現状と最新情報を把握したうえで，それぞれ検討，判断していくことが今後も重要であると考えられる．

働き方の工夫では，会議のオンライン化や直行直帰，テレワークの推進は，コミュニケーションの課題はあるものの，感染対策になるだけでなく，多様な働き方の受け皿にもつながっており，今後もさらに推進していく必要がある．一方，オンライン化が進むことで，対面でのコミュニケーションの重要性を改めて感じており，対面でしか解決できない事案も多く存在している．内容や場面によっては，あえて対面でのコミュニケーションを選択する必要もあり，対面とオンラインでのコミュニケーションのバランス，判断が今後も重要となる．

テレリハにおいては，運動療法だけでなく活動調整や環境調整など，多岐にわたる介入が可能なことを経験した．さらに，今後はオンラインでの社会参加や言語聴覚領域での活用など，さらに幅

広い可能性があると考えられる．ゲームを用いてテレリハを実施した報告もあり[6]，継続してテレリハに取り組める手段についても検討していく必要がある．一方，実際にテレリハを行うことで多くの課題にも直面した．デジタルスキルやデバイスの有無，モニタリング方法やリハビリテーションの内容や負荷量の判断，効果についてなど様々あり，これらすべてを解決し，訪問リハの多岐にわたる役割をテレリハで代替するのは非常に困難である．そのため，訪問リハ対象者におけるテレリハの活用では，訪問リハからテレリハへの完全移行ではなく，訪問リハとテレリハの並行活用がそれぞれの強みを生かせる1つの形になると考えられる．

　今後も予想できない状況が続くが，患者に対して，少しでも今まで通りの，もしくは今まで以上のかかわりを継続し，その人らしい生活を実現できるようサポートしていくことが大切である．働き方の工夫やテレリハなど，前例に乏しいものも多いが，その状況下で何ができるかを常に考えて行動することで課題がみえ，より現実的で具体的な取り組みになっていくと考える．

文　献

1) Peretti A, et al：Telerehabilitation：Review of the State-of-the-Art and Areas of Application. *JMIR Rehabil Assist Technol*, **4**：1-9, 2017.

2) Hwang R, et al：Home-based telerehabilitation is not inferior to a centre-based program in patients with chronic heart failure：a randomised trial. *Journal of Physiotherapy*, **63**：101-107, 2017.

3) 厚生労働省：新型コロナウイルス感染者について政府の取組.〔https://www.mhlw.go.jp/stf/covid-19/seifunotorikumi.html#h2_3〕

4) 厚生労働省：介護職員のための感染対策マニュアル(概要版), 令和3(2021)年3月作成.〔https://www.mhlw.go.jp/content/12300000/000678257.pdf〕

5) Jansen-Kosterink S, et al：Patient acceptance of a telemedicine service for rehabilitation care：A focus group study. *Int J Med Informa*, **125**：22-29, 2019.

6) Weiss PL, et al：Development and Validation of Tele-Health System for Stroke Rehabilitation. *ICDVRAT*, **Sept**：10-12, 2012.

MB Med Reha **No.268**：42-47, 2021

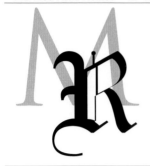

特集／コロナ禍での生活期リハビリテーション─経験と学び─

II. 訪問リハビリテーションの立場から
利用者と介護支援専門員への調査から みえたコロナ禍における訪問リハビリ テーションの実態

新井幸起*

Abstract　新型コロナウイルス感染症（COVID-19）の流行により，訪問リハビリテーションを取り囲む環境と求められる役割に変化が生じている．今回，利用者および介護支援専門員を対象に，生活状況および身体機能の変化と訪問リハビリテーションに求めることについて実態調査を行った．結果として，利用者自身は身体や認知機能の低下を自覚していない一方で，介護支援専門員は多くの利用者が体力や認知機能面での低下があると回答した．生活活動の制限に加え，流行が長期化しており地域におけるサロン活動なども休止が続いていることから，今後は廃用症候群を発症する高齢者も増えてくることが予測される．このような状況下で対面での連携が難しいなか，相談しやすい関係作りや広報などの配布資料を用いた啓発活動が重要になると考えている．

Key words　新型コロナウイルス感染症（COVID-19 infection），訪問リハビリテーション（home-visit rehabilitation），感染対策（infection control），実態調査（fact-finding survey）

はじめに

　新型コロナウイルス感染症（以下，COVID-19）の流行が全国的に広まり1年以上が経過した．ワクチン接種は医療従事者以外に高齢者や若年の希望者にも拡大しているが，依然として流行が収束する気配はなく，2021年7月の現時点で東京都では4回目の緊急事態宣言が発出され，第5波が到来している状況である．COVID-19の流行により訪問リハビリテーションにおいても利用を控えたり，中止したりする場面が散見されている．当事業所の利用者でも濃厚接触者となりPCR検査を受ける人数は以前よりも増えており，脅威が近くまで迫っていることを感じる．本稿の前半ではこうした環境の中で当事業所が職員および利用者にどのような感染対策をとっているか，後半では

COVID-19の流行に対して利用者および介護支援専門員に行った実態調査からみえてきた課題について述べていきたい．

当事業所の対策について

　訪問リハビリテーションを提供するうえで重要となってくるのが，訪問した先の利用者や関係者の感染が後々になって発覚しても，我々自身が濃厚接触者とならない，および感染しない対応を常にとることだと考えている．

　当事業所は以前から次のような感染対策をとっていた．

①　サービス開始前の速乾性アルコール消毒液による手指衛生

②　利用者の体温，血圧などのバイタル確認

③　バイタル確認後は使用物品のアルコール清

* Koki ARAI，〒 390-8510　長野県松本市本庄 2-5-1　相澤病院訪問リハビリテーションセンター

表 1. 当事業所における出勤停止者発生時の対応マニュアル

訪問系サービス(利用者・家族の状態,主治医の判断による分類)		
レベル1	通常訪問	生命維持に必要な処置がある 重症化する可能性が高い 在宅療養の継続が困難
レベル2	時間短縮訪問	必要な処置のみ 最低限の支援
レベル3	電話(ICT)対応	感染対策指導および療養相談のみ対応 (訪問看護のみ算定可能)
レベル4	中止	全身状態が安定し休止しても問題ない

拭
④ サービス終了後は利用者宅の洗面所をお借
りし流水による手洗いなどの徹底

COVID-19の流行が始まって以降も当事業所と
しては上記の対応を継続していたが,1回目の緊
急事態宣言が発出され全国に対象が拡大した
2020年4月16日以降は,職員やその同居家族が
緊急事態宣言区域に訪問または帰省した場合は2
週間の出勤を停止とする対応をとった.利用者や
家族においても同様に流行する地域への往来が
あった場合や,同区域から人の来訪があった場合
は訪問リハビリテーションを2週間休止する対応
をとっていた.

外出が緩和され始めた2020年8月からは,日本
環境感染学会がまとめた「医療機関における新型
コロナウイルス感染症への対応ガイド第3版」[1]お
よび,厚生労働省による「介護現場における感染
対策の手引き第2版」[2]を参考にマニュアルを作成
して対応した.具体的には流行地域からの往来が
あった場合は一律に訪問を中止するのではなく,
サージカルマスクの着用に加えて,使い捨て袖付
きガウンと手袋を着用することで感染対策をより
強化して訪問を実施した.2021年7月時点では,
流行地域からの往来については介入の制限として

いない.

ガウンテクニックについては当事業所では相澤
病院の看護師に指導を依頼し,職員全員が実技試
験を実施することで,より確実に手技を獲得でき
るよう努めた.訪問系のサービスであり,業務時
間内に職員全員が揃うことが難しいため実際の講
義内容を録画して,いつでも注意点を確認できる
ようにした.重度の認知症や呼吸器疾患,口腔リ
ハビリテーションや痰の吸引の場合は,利用者が
マスクを外すことによりエアロゾルが飛沫する恐
れがあるため,そのような症例に対してはフェイ
スシールドを併せて使用することとした.

前述してきたように職員一丸となって感染予防
に取り組んではいるが,仮に職員自身が発症また
は濃厚接触者となり出勤が困難になった場合の対
応マニュアルも作成している.当事業所では事前
に表1を用いて利用者ごとに,現在の生活を維持

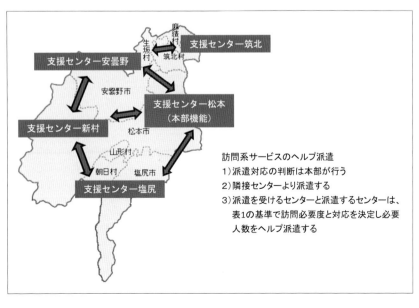

図 1.
当事業所のフォロー体勢

訪問系サービスのヘルプ派遣
1)派遣対応の判断は本部が行う
2)隣接センターより派遣する
3)派遣を受けるセンターと派遣するセンターは、
　表1の基準で訪問必要度と対応を決定し必要
　人数をヘルプ派遣する

するために最低限必要な訪問頻度のレベル分けを行っている.

当事業所は図1のように本部の他に複数のサテライトから構成されている利点を活かし，1つの事業所が営業停止になってもそのレベル分けに応じて，残りの事業所で業務調整を行い閉鎖された事業所のエリアもカバーすることで，切れ目なく必要な訪問リハビリテーションが提供できる体制を整えている．幸いまだ職員の感染はないが，いつでも対応できるよう適宜，情報のやり取りや更新に努めている.

これまでにCOVID-19のような感染症が流行する環境で，訪問リハビリテーションを提供した経験がなく，利用者の生活がどのように変化しているかを把握したうえで対応策を検討する必要があったため，アンケートを用いた実際調査を行った.

実態調査

1．目　的

生活状況が大きく変化した利用者も認めており，今後の支援方針を検討するために利用者の生活を把握するべくアンケート形式の実態調査を2020年11月に実施した.

2．対象と方法

利用者(家族)と介護支援専門員を対象に，それぞれ質問用紙を配布し，回答期間は2020年11月1日～11月30日までとした．アンケートの調査項目として，COVID-19流行に伴う体力および認知機能の低下，気分の落ち込みの有無について利用者にはその自覚があるか，介護支援専門員には該当する利用者が多いかを質問した．各項目については選択式または自由記載式となっている.

3．結　果(図2)

結果は，体力低下，認知機能低下，気分の落ち込みの3項目とも，低下を自覚していたのは3割以下であった.

流行に伴い多職種連携を見合わせたケースが多いと回答した介護支援専門員の割合は全体の8割強であった．担当している利用者のなかで流行に伴い体力低下，認知機能の低下，気分の落ち込みを認める利用者が多いかという質問については，3項目とも6割以上の方が低下している利用者は多いと回答した(図3).

4．考　察

実態調査を行うに当たり，各種機能低下や生活範囲の狭小化を自覚している利用者が多いと仮定していたが，実際には人との交流や買い物，外出の機会が減少したと回答したのは2割程度であった．一方で，約半数近くの利用者が普段行っている習慣に変化がないと回答した．外出を控えている利用者の中には通院も控えているという回答もあったが，COVID-19の流行後も意識的に生活を変化させることなく過ごしており，それゆえ活動量も低下していないという回答が多くを占めた．これは我々が想定していたよりも利用者の生活が変化していない可能性があることを示唆しており，介護支援専門員との結果にも大きな違いが出た要因になったと考える.

介護支援専門員と利用者の結果に大きな違いが出た理由として，もう一つ考えられるのは，本調査が利用者の主観的評価によるものであり，実際に身体機能や生活状況に変化があったがどうかについては確認できていないという点である．高橋ら[3]は高齢者群では身体認識と身体能力が乖離し，自己の身体能力を過大評価する傾向があることを示唆している．訪問リハビリテーション介入時に身体機能，生活状況の評価を行っているが，利用者によっては月の利用回数が少ない人もおり，正確な情報を収集するには，サービス担当者間での情報共有が必須となってくる．以前は直接コミュニケーションをとることができていた場面でも，流行後は電話やFAXでの連絡へと変化した．対面での多職種連携が減少している現状では，身体機能低下や認知機能低下の見落としや，発見の遅れも懸念される．転倒して初めて体力の低下を自覚するといったことは多く聞かれるため，その利用者を取り巻く関係者には体力低下な

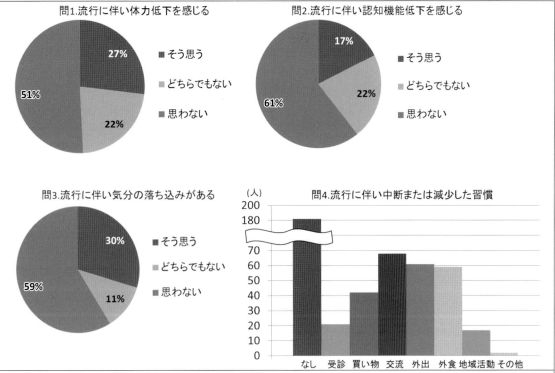

流行により生活で困っていること（自由記載）
・マスクや石けんなどの衛生用品が手に入らない。
・県外の家族が帰省できず、買い物や美容院に行けない。
・家族や知人と交流ができない。
・公民館事業がなくなり自宅で引きこもっている。
・外出が自由にできない。

訪問リハビリテーションに対する要望や意見（自由記載）
・十分注意をしているつもりだが、麻痺手の手洗いができない。
・感染者が増えてきた場合の対応の仕方を定期的に教えていただけると嬉しい。
・事業所内で感染があった場合、どのタイミングで利用者に知らせてくれるのか知りたい。
・家族が大阪の病院に行く予定があるが、訪問リハビリテーションを断ったほうが良いか迷っている。
・本人が認知症のため、マスクができず感染させてしまう不安がある。

図 2. 利用者アンケートの結果(回答 378 人中)
　結果は体力低下，認知機能低下，気分の落ち込みの 3 項目とも，低下を自覚していたのは 3 割以下であった．

ど気になることが少しでもある場合は，事業所または担当セラピストまで連絡を依頼しており，廃用症候群に対して迅速に対応できるよう心掛けている．廃用症候群の早期発見を目指すうえで，より多くの人がかかわり多角的に利用者をみることが効果的であると考えているが，COVID-19 の流行により今まで以上に介護サービスを増やすことについて消極的になっている利用者も多い．接触機会も少ない ICT の活用が望ましいが，整備や慣れの観点から実用化には時間を要す状況である．

今利用できる限られた連絡手段を最大限活かして，利用者の生活を守る必要があるため，より気軽に連絡や相談ができる働きかけが重要である．
　具体的な働きかけの 1 つとして，廃用症候群を早期発見するポイントについてまとめたものを配布することで，訪問リハビリテーション以外の関係者にもセラピストと同じ視点を持ってもらうことなどが考えられる．共通の確認項目を持つことで，担当者間のディスカッションも活発になることが期待できる．また，利用者自身にとっても注

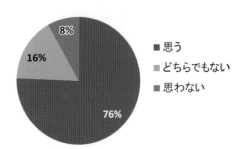

問1.流行に伴い気分の落ち込みを
認める利用者は多いと感じる

8%
16%
76%

■ 思う
■ どちらでもない
■ 思わない

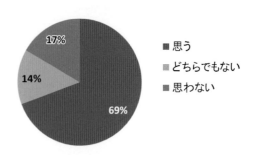

問2.流行に伴い体力低下が生じた
利用者は多いと感じる

17%
14%
69%

■ 思う
■ どちらでもない
■ 思わない

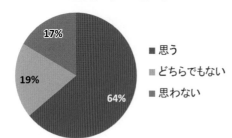

問3.流行に伴い認知機能低下が生じた
利用者は多いと感じる

17%
19%
64%

■ 思う
■ どちらでもない
■ 思わない

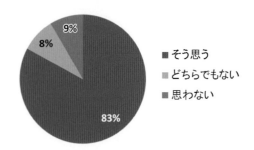

問4.見合わせた連携は多い

9%
8%
83%

■ そう思う
■ どちらでもない
■ 思わない

流行の長期化に伴い予測されること（自由記載）
・利用者の閉じこもりが心配される。
・県外の家族が帰省すると2週間サービスを利用できず体力や認知機能の低下が懸念される。
・顔の見える連携が取れず、情報不足になる。
・地域とのかかわりが薄くなってしまう。

コロナ禍で訪問リハビリテーションに期待していることや求めること（自由記載）
・自宅で本人や家族も気軽に取り組める運動の提案。
・屋外歩行による気分転換など精神的なフォロー。
・制限介助後に、外へ出て行かれるための体力維持。
・不安をあおらず日常生活での注意事項など提供中の会話の中でお願いしたい。
・利用者の変化に気付き、報告をお願いしたい。
・通所を制限している方へ一時的でも介入や頻度を増やして欲しい。

図 3. 介護支援専門員に対するアンケート結果(回答 187 人中)

意点を把握することでフィードバックがしやすくなり，自身の正確な身体機能把握の一助にもなるだろう．そういった取り組みを行いつつ，経時的に実態調査を行い，適宜最適な対応を検討していきたい．

COVID-19の流行に伴い「新たな生活様式」という言葉が生まれており，利用者の生活に直接触れていく職種として，1人ひとりに合った生活様式をともに作る役割もあると感じている．マスメディアやインターネットを用いての情報収集が難しい利用者も多く，ただ漠然と不安を感じ活動範囲が狭小化していることが散見される．実際に注意しなければいけない環境や行動について情報を提供し，手洗いの仕方やアルコール除菌剤の適切な使用タイミングについて指導を行うことも必要になると考えている．

まとめ

　感染の収束が見通せない中，今後も手探りの状態で対応を検討していくことが予想される．いつ身近に感染者が出るかわからない不安と戦いながらも，訪問リハビリテーションを必要として下さる利用者や，訪問リハビリテーションに期待してくださる介護支援専門員などに応えられるよう，感染対策や連携を意識した介入を行っていきたい．

文　献

1) 日本環境感染学会：医療機関における新型コロナウイルス感染症への対応ガイド，第3版，2020/5/7．〔http://www.kankyokansen.org/uploads/uploads/files/jsipc/COVID-19_taioguide3.pdf〕
2) 厚生労働省：介護現場における感染対策の手引き第2版，2021/3/9．〔https://www.mhlw.go.jp/content/12300000/000814179.pdf〕
3) 高橋智子，加藤智香子：身体特性を反映したFunctional Reach Test の見積もり誤差．愛知県理学療法学会誌，**27**(1)：16-19，2015．

新刊

まず知っておきたい！

がん治療の お金，医療サービス 事典

編集　山﨑知子（宮城県立がんセンター 頭頸部内科　診療科長）

2021年6月　定価2,200円（本体2,000円）　A5判　244頁

治療費用や使える医療サービス・制度、正しい情報収集の方法など、がん治療にあたってまず知っておきたい知識を一冊にまとめました。
患者さんからよくある質問や、症例紹介も交えながら、日々がん患者さんにかかわる医師、歯科医師、看護師、薬剤師、理学療法士、医療ソーシャルワーカーの多職種にわたる執筆陣が、丁寧に解説しました！

主な目次

イラスト・図・表が豊富で読みやすい！

さらに詳しくはこちら

全日本病院出版会　　〒113-0033　東京都文京区本郷3-16-4　Tel:03-5689-5989
www.zenniti.com　　　　　　　　　　　　　　　　　　　　　　　Fax:03-5689-8030

MB Med Reha **No.268**：**49-55**, 2021

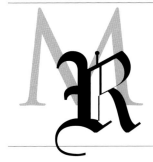

特集／コロナ禍での生活期リハビリテーション—経験と学び—

Ⅲ．通所リハビリテーションの立場から

コロナ禍における地域リハビリテーション

仁科康彦*

Abstract COVID-19 感染拡大は全国に波及し，社会全体が混乱の中で新しい生活様式を模索している．地域リハビリテーションの中核を担う通所リハビリテーションにおいても例外なくその影響を受けている．国内においても人口分布に比例し，感染状況も異なるため，岡山県における通所リハビリテーションのサービス提供状況を調査し，その結果から COVID-19 感染拡大下のサービス提供維持のヒントを模索していく．

COVID-19 感染拡大下で経験した症例から，入院・入所に頼らない在宅での看取りにおけるリハビリテーションの重要性を痛感した．併せて行った連携や ICT 活用例を紹介する．

2020 年の日本の死者数が 11 年ぶりに減少した事実から，感染症対策の効果が示唆されている．少子高齢化は確実に進行していく中で，地域リハビリテーションを担う我々はどのような社会状況下においてもサービスを止めることは許されず，継続した質の高いサービスを提供することが求められている．

Key words 岡山県下のデイ・ケアサービス提供状況(status of day care services provided in Okayama)，COVID-19 感染拡大下におけるターミナルリハビリテーション(terminal rehabilitation under the spread of COVID-19 infection)，変化への適応(adaptation to change)

COVID-19 感染拡大と通所リハビリテーション

2011 年 3 月 11 日，東日本大震災という未曽有の自然災害により北関東から東北地方では甚大な被害が生じた．そのような中でも通所リハビリテーションはポータブルデイという新たな試みで被災地にてその役割を果たすべく努力し，多くの高齢者の希望になることができた．あれから 10 年，COVID-19 感染拡大という脅威と向き合い，我々通所リハビリテーション提供事業所は，再びその担うべき役割や方法を模索している．しかも濃厚接触や飲食といった通所リハビリテーションでは不可欠な行動が感染拡大因子となり，同時に集団というサービス提供体制自体がクラスターのリスクである中，多くの事業所が苦悩している．

地域リハビリテーションの中核を担ってきた我々がサービス提供を止めてしまうと，リハビリテーション難民が多く生じる．住み慣れた地域での在宅生活が脅かされるという強い危機感と隣り合わせで，安全かつ安心できるサービス提供方法を模索しながら今日までサービス提供を継続してきた．

地域間格差を考え，取り組んだ調査へ

一般社団法人全国デイ・ケア協会(以下，全国デイ・ケア協会)では早期に全国会員に対し，COVID-19 感染症拡大が通所リハビリテーションにどのような影響を及ぼすかをアンケート形式で調査し，その結果を公表した．その結果から，感染拡大地域と比較的感染が制御されている地域間で COVID-19 対策や状況に差があるのではない

* Yasuhiko NISHINA，〒 703-8204 岡山県岡山市雄町 281-6　医療法人 おまち整形外科医院地域リハビリテーションセンター，副センター長・理学療法士

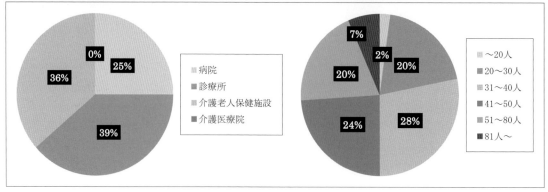

図 1. アンケート調査の実態 a│b
a：開設主体，b：1 日当たりの定員

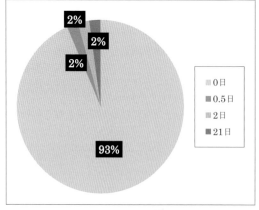

図 2. COVID-19 の影響による令和 2(2020)年
2 月〜7 月 15 までの臨時休業日数

かと考えるに至った．そこで岡山県通所リハビリテーション協議会では会員 92 事業所を対象に令和 2(2020)年 7 月にアンケート調査を実施した．岡山県内において COVID-19 感染症が通所サービスを運営していく中でどのような影響を及ぼし，その状況下でどのような運営，発出される法令などの効率的な運用を行ったかを明らかにし，感染まん延時に事業所が効果的・効率的な運営方法を検証し，共有することを目的とした．その結果の一部を考察とともに報告する．

1．事業所の基本情報について（図 1）

92 事業所へのアンケートを実施し，半数の 46 事業所より回答を得ることができた．開設母体は病院，診療所，介護老人保健施設からほぼ均等に回答を得ることができたが，絶対数の少ない介護医療院からの回答は得られなかった．

2．COVID-19 の影響による令和 2(2020)年 2 月〜7 月 15 日までの臨時休業日数（図 2）

令和 2(2020)年 7 月時点では会員施設においてクラスターなどの発生はなく，ほぼ営業を継続できていた．

3．職員の状況について（図 3）

令和 2(2020)年 2〜7 月は全国に発令された緊急事態宣言に伴う，学校一斉休校の影響で子育て世代職員の出勤困難につながっていた．また，COVID-19 の全体像が把握できておらず，慎重な事業所運営を行っている傾向がみられる．PCR 検査に依存するが，保健所判断で検査を受けられない状況があり，自宅待機などの経過観察が多くあった．感染予防のための出勤自粛は，事業所独自の明確な基準を設けている場合には事業所から出勤停止を指示し法定給与保証を行えるが，各個人の判断での出勤自粛では給与保証を行うかは事業所判断となり生活不安が生じていたことが推測される．

4．COVID-19 の影響により算定困難になった加算があったか（図 4）

1）どの加算が算定困難になったか

- リハマネ加算Ⅲ：利用者が感染予防のため，利用を控えリハビリテーション会議開催ができなかった．
- 入浴回数の制限

各種加算算定の緩和措置は行政より毎日のように発出されていた．それらの情報を把握し，活用することで加算算定は従来通り行えていた．行政からの発信は FAX からメールへの移行期にあ

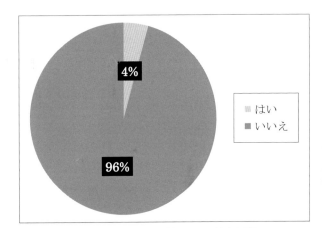

図 3.
職員の状況について
　a：COVID-19の影響による職員の
　　休みがあったか
　b：職員が休んだ理由（複数回答あり）

り，事業所ごとで伝わる速度に差があったのも事実である．コロナ禍以前では近隣施設間で定期的な意見交換などが行えていたときは，適宜最新情報を得ることができた事業所も，情報難民になっているとの声も聞かれた．職員体制の不足，3密回避のために対面会議が未実施で少数ながら算定不可の加算もあった．

5．COVID-19 の影響により新たに算定した加算はあるか（図5）

1）新たに算定した加算は何か

・二区分上位の報酬算定

　二区分上位の報酬算定を7割の事業所が行っていた．本報酬算定については事業所経営安定化を目的として発出されていると考えられるが，同一サービス提供において利用者の負担増となり，説明と同意取得に苦労したとの意見が多数見受けられた．利用者の負担増なしで，算定可能にしてほしいとの要望も多く聞かれた．

6．令和2(2020)年2月～7月15日における利用者の状況について（図6）

　通所リハビリテーションにおいては在宅生活が基本であり，同居の家族の状況や感染拡大地域へ

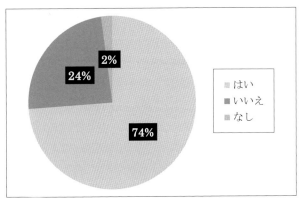

図 4. COVID-19の影響により算定困難に
なった加算があったか

図 5. COVID-19の影響により新たに
算定した加算はあるか

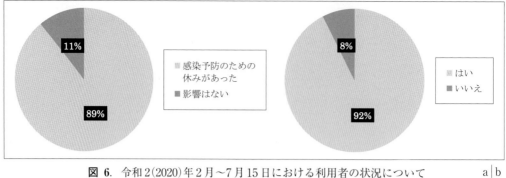

図 6. 令和2(2020)年2月～7月15日における利用者の状況について　　a｜b
a：COVID-19の影響による利用者の休みがあったか
b：COVID-19の影響により休みとなった利用者は復帰したか

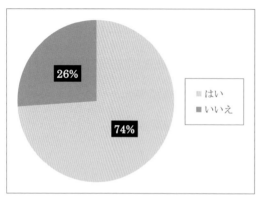

図 7. 新規および既存の利用者の受け入れに
対して基準を設けたか

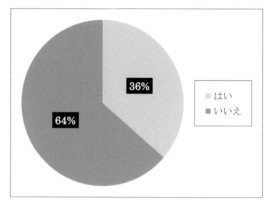

図 8. COVID-19の影響による新規の利用
が中止となったことはあるか

の移動の有無なども常時把握することが必要であった．利用者本人の感染予防の休みだけでなく，同居家族の体調不良や県外移動，感染者との接触など，事業所側からお休みをお願いするケースも散見された．また，8％の利用未復帰は非常に大きな問題として考え，継続したフォローが必要である．

7．新規および既存の利用者の受け入れに対して基準を設けたか（図7）

1）受け入れの基準はどのようなものか

- 事業所指定エリア外へ移動があった場合，本人・同居家族へ一定の利用中止期間を設けた．
- 新規の受け入れ期間を一定期間見送った．
- 体調管理を行うとともに，体調不良となった場合には一定期間利用停止とした．
- 実利用者数が21名以内になるよう，受け入れ枠を調整．3か月程度新規受け入れできず．
- 施設入所者，他の通所サービス利用者を受け入れ中止とした．

8．COVID-19の影響による新規の利用が中止となったことはあるか（図8）

クラスターが発生した場合に重症化リスクが高い高齢者の集団であることから，新規受け入れには非常に慎重な基準を設けていたことがわかる．その結果として本調査期間においてクラスターを発生させなかったことが対策の成果として表れている．動線や接触を限定することで，感染予防はもちろんのこと，万が一感染したケースでも感染経路を特定しやすい体制の構築を行っていた．PCR検査体制が拡充した現在（2021年7月）では，退院・退所後は確実な検査後の利用者として，以前とは逆に安全と判断し，積極的な受け入れをしている事業所も多数ある．

9．令和2(2020)年2月～7月15日におけるリハビリテーション会議の状況について（図9）

1）開催においての工夫点や困難であった点（自由記載）

- 電話や文書などでの照会をした．

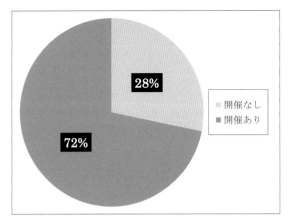
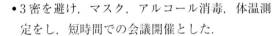

図 9. 令和2(2020)年2月〜7月15日における
リハビリテーション会議の状況について
リハビリテーション会議の開催有無

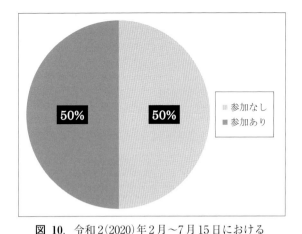

図 10. 令和2(2020)年2月〜7月15日における
居宅訪問について
新規利用による初回を除く居宅訪問の実施有無

- 3密を避け，マスク，アルコール消毒，体温測定をし，短時間での会議開催とした．
- 2月までは会議をしたが，3〜5月は中止．6月に再開したが7月から再度中止となった．
- 事前の意見聴取をして，参加者は最低限の人数に絞った．
- マスクやアルコール消毒の徹底はもとより，正面に人が座らないよう席の配置を工夫，要点を絞ってできるだけ短時間で行うようにした．
- 7月からは対面での会議を再開したが，以前と比べると感染予防対策(消毒，検温，ビニールカーテンの設置，座席間隔の確保など)に配慮している．
- 3密を避ける工夫での会議とし，コロナ発生状況に合わせた開催の在り方を考えることが困難であった．
- 電話などで行ったため手間が多かった．やり取りやスケジュール調整が大変であった．
- 電話での開催としたが，対面と違い意見交換が難しいと感じた．
- 密な連携や協議が難しく感じた．

　本項の結果から示唆されるのは，平成27(2015)年介護報酬改定で新設されたリハビリテーション会議が重要な多職種協働の場となり，またリハビリテーション連携には不可欠な会議になっていることである．開催方法に苦慮しながらも開催することで継続したリハビリテーションマネジメントを実施できたことは利用者にとって有益であっ

た．その反面，「短時間」「要点を絞る」というキーワードから，今までは「漫然と長時間」という問題点が存在したことも考えられる．リハビリテーション会議に限らず，コロナ禍では今までの日常の問題点を改善し，サービスの質を維持しながら生産性向上に期待できるのかもしれない．しかし，対面以外の方法では電話やICTの活用が主流となっているが，高齢者の認知面や生理的老化を含む聴力や視力の低下から様々な問題点が生じているのも事実である．この問題は引き続き調査し，改善が期待される．

10. 令和2(2020)年2月〜7月15日における 居宅訪問について(図10)

1）実施においての工夫点や困難であった点

- 感染予防対策を行い短時間で実施した．
- 利用者や家族からの意向を聞き，訪問の必要性が高い場合は実施した．
- 行わなかった．
- 照会で対応した．

　適宜必要とされる居宅訪問は，やはり半数が実施できていない結果となった．近年の報酬改定でも重要視されている居宅訪問が困難となりリハビリテーションマネジメントに苦慮したことが示唆される．事業所の基準だけでなく，居宅訪問では受け入れ側の本人・家族の感染症対策の意向も聞き，慎重に実施することが必要である．

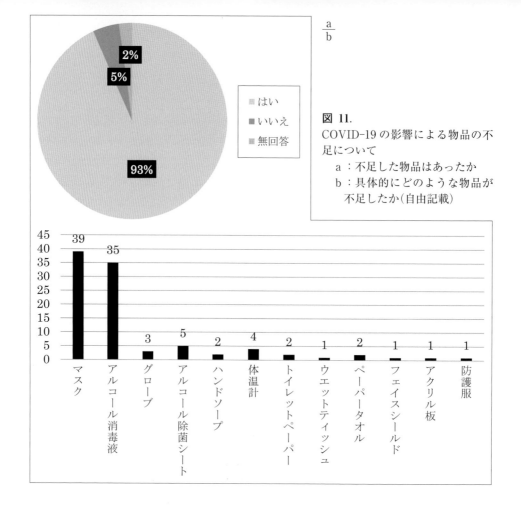

図 11.
COVID-19 の影響による物品の不足について
　a：不足した物品はあったか
　b：具体的にどのような物品が不足したか（自由記載）

11. COVID-19 の影響による物品の不足について（図 11）

　本項目では全国デイ・ケア協会の調査結果から示唆された通りの結果となった．感染拡大地域ではマスクやアルコール消毒液は比較的充足していたが，感染拡大が緩やかな岡山県では上記 2 品目の不足が非常に大きな問題となっていた．自作マスクや代替え消毒液など，事業所ごとの努力と行政や医師会からのマスク，消毒液，グローブの定期的な支給はピンポイントで事業所運営を支えていた．

　アンケート調査から「新しい生活様式」への適応の難しさと課題が提示されたように感じる．災害や感染症拡大といった変化の中でも，通所リハビリテーションは医学的管理，心身・生活活動の維持向上，社会活動の維持向上，介護者等家族支援といった基本的な役割を果たす必要がある．果たすべき役割は不変であってもその方法を見直し，途切れないサービス提供を迫られている．近年の報酬改定にて提唱されてきた，リハビリテーションマネジメントや ICT の活用などを積極的に活用していくことが不可欠と考える．また，通所・訪問リハビリテーション併用という一体型サービスの浸透も感染症拡大下においては効果的と考える．

コロナ禍における地域リハビリテーションの実際

　前項では岡山県下全体の通所リハビリテーションの状況を記載した．本項では筆者自身が経験した感染拡大下の地域リハビリテーションの 1 事例を報告する．

1．「入院すると二度と家族に会えない，そんな最期は嫌だ」

　80 歳代，男性．前立腺がん，骨を含む多臓器転移の緩和ケア開始直後の症例である．認知面もしっかりされており，また緩和ケア開始という状

況から通所リハビリテーションの利用には抵抗があるとのことで訪問リハビリテーションを2回/週の頻度で提供していた．妻と2人暮らしで，訪問リハビリテーション以外のサービスはベッド・歩行器レンタルと訪問診療を行っていた．ターミナルケアにおけるリハビリテーションのかかわりは様々な意見があるが，確実に死期に近づいていく現実を共有しながら，いかに生活の質（QOL）を維持，向上させていくかが課題と筆者は考える．

2人の子どものうち1人は近隣在住で，もう1人は仕事の関係で海外赴任中，海外からの移動はもちろん，できない状況であった．このような状況下でのリハビリテーションマネジメントには苦慮した．趣味が写真とパソコンということを把握し，取り組んだリハビリテーションはICTの活用である．まず，家族の協力にてスマートフォンを購入いただき，アプリケーションのLINEをインストールすることから開始した．意欲低下やモルヒネなどの鎮痛剤による副作用の中でも動画・写真の撮影をし，LINEにて定期的に家族とコミュニケーションをはかることで必然的に座位時間は増加し，日中の活動量は増加した．肺水腫が進行し在宅酸素が導入されたときには入院を勧められたが，「コロナ禍で入院することは孤独に死を迎えること，それだけは絶対に嫌だ」と拒否を続けた．定期的かつ頻回の医療系サービスは訪問リハビリテーションのみであり，非常にハイリスクの中でのサービス提供を迫られた．在宅医との頻回のカンファレンス実施や緊急時の連携方法の定期的な確認，また当院からも定期的な往診を行うことで本人・家族の意向を尊重したリハビリテーションを安全に提供ができた．訪問リハビリテーションでは家族に送るための写真撮影に必要な更衣動作や上肢の巧緻動作も実施した．不思議なも

ので，家族に送る写真ではどんなに呼吸状態が悪くても笑顔であり，そのときだけは病気が消えたのではないかと思うほどであった．しかし，最期のときは来てしまった．日曜日に自宅にて海外在住の子どもとのビデオ通話を行い，翌日の朝，緩和ケア病棟に入院し，同日午後に永眠された．

コロナ禍での闘病は非常に厳しいのは確かである．しかし，本症例はCOVID-19感染拡大による制約の影響が一日も長い在宅生活とQOLの維持につながったのではないかと考えている．

変化への適応

医療・介護に限定されず，社会全体が「新しい生活様式」に戸惑いながら適応している．感染症の収束は今までの歴史から見てもまだまだ年単位での努力が必要なことは明白である．しかし，ワクチンの普及で少しながらトンネルの出口が見え始めてきていると感じる．地域リハビリテーションにおける感染症対策は必然の義務であり，今後も継続していくことが重要である．そのうえでは筆者を含め，多くの人々が基本的感染症対策を身近に感じたことは大きな意味を持つと考えている．

2020年，日本人の死者数は11年ぶりに減少した．COVID-19が感染拡大したにもかかわらずの結果である．この事実から，考え方によってはCOVID-19に救われた命もあるのかもしれない．適切な感染症対策の結果として救われた命がある一方，少子高齢化の波は継続している．我々が地域リハビリテーションの最前線にいる以上，どのような状況下においても継続したサービス提供は不可欠である．「生活を診る」プロフェッショナルとして常に「変化に適応」し，社会に貢献し続けていくことが必要と考えている．

MB Med Reha No.268：56-61, 2021

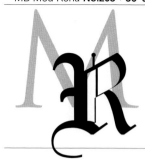

特集／コロナ禍での生活期リハビリテーション―経験と学び―

Ⅲ．通所リハビリテーションの立場から

通所リハビリテーションセンター清雅苑におけるコロナ禍の取り組み

真栄城一郎*

Abstract　地域リハビリテーションの要である通所リハビリテーション事業所は，その役割である利用者の生活を支援できるよう，感染対策を実施し運営をする必要がある．

　新型コロナウイルス感染症の流行により，2020年度の当事業所の実績（実利用者数・延べ利用者数）は2019年度と比較して大きく減少した．

　感染症を予防するためには，やむを得ず制限しなければならない活動もあったが，できる限り工夫して支援できるよう努力した．そのためには職員，利用者・家族が感染症についての知識および予防方法を理解し取り組むことが重要である．当事業所では感染症の基本知識と事業所・職員の感染予防の取り組みおよび利用者・家族に対する周知事項についてわかりやすくまとめたパンフレットを配布しており，職員，利用者・家族が一丸となって感染症予防に取り組んでいる．今回の経験を通して，生活期リハビリテーションの提供と同様に，生活にかかわる者が情報を共有，協力して取り組むことの大切さを改めて学ぶことができた．

Key words　通所リハビリテーション（day care），生活期（life stage），地域（community），感染対策（infection control）

はじめに

通所リハビリテーションは，医学的管理のもと心身機能，生活活動の維持・向上をはかり，他者との交流を促進し社会的活動の維持向上を支援する場所である．また介護を担う家族などの支援を行う役割もあり，生活期リハビリテーションの機能の1つとして欠かせない存在である．

しかし，新型コロナウイルス感染拡大防止の観点から，不要不急の外出を控え，3つの密（密閉・密集・密接）を避けることが推奨され，地域の集いの場所など多くの社会的活動の場が自粛を余儀なくされることとなった．通所リハビリテーションも集いの場所であり，集団感染のリスクがある．利用者の生活を支援できるよう，しっかりと感染対策を実施し，運営をする必要がある．通所リハ

ビリテーションセンター清雅苑（以下，当通所リハ）においても，その機能を果たすことができるよう，感染拡大防止のために様々な工夫をしながら，自立を促す生活支援，社会的活動の支援に取り組んでいる．

今回，新型コロナウイルス感染症による当通所リハの影響および感染予防対策の経験と学びについて述べさせていただく．

事業所紹介

社会医療法人寿量会 介護老人保健施設清雅苑は，熊本県熊本市にあり施設基準は超強化型を取得している．その老健の併設事業所である当通所リハは，定員140人，延べ利用人数は2,610人/月（2021年4月）である．利用時間は，5〜6時間と6〜7時間が85%を占めており，リハビリテーショ

* Ichiro MAESHIRO, 〒860-8518 熊本県熊本市北区山室6-8-1　社会医療法人寿量会 介護老人保健施設清雅苑　通所リハビリテーションセンター清雅苑，課長補佐・理学療法士

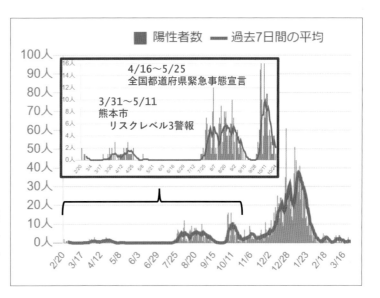

凡例: ■ 陽性者数 ━ 過去7日間の平均

図 1.
熊本市における新型コロナウイルス
感染状況
(熊本市新型コロナウイルス感染症情報
サイト〔https://www.city.kumamoto.
jp/corona/hpkiji/pub/Detail.aspx?c_
id=5&id=33046〕より一部改変)

ンに加えて入浴支援,昼食の提供を実施してい
る.母体病院(併設)として熊本機能病院(395床)
があり,当通所リハは,退院後の在宅支援,QOL
の向上とノーマライゼーションの実現に取り組ん
でいる.

新型コロナウイルス感染症による実績の変化

　新型コロナウイルス流行前の2019年度と流行
期の2020年度の実績を比較すると,2019年度の
実利用人数は平均325人/月,延べ利用人数は平均
2,824人/月であったのに対し,2020年度の実利用
人数は平均285人/月,延べ利用人数は平均2,483
人/月とどちらも大きく減少(−13%)していた.
要因としては,利用者自身が感染症に対する恐怖
心や感染予防のため外出を控えようという意識が
高まったことが挙げられる.特に2020年4月と5
月は著しく減少(−18%)していた.熊本市の新型
コロナウイルス発生状況としては,2020年2月に
初めて感染者を確認,その後,同市が3月31日〜
5月11日にリスクレベル3警報を発表(図1),さ
らに4月16日〜5月25日には全国都道府県に緊
急事態宣言が発出されたことが大きく影響してい
た.不安の大きい利用者が安心して利用できるよ
う,正しい知識や予防方法を理解して実践できる
よう支援することが重要であると捉えている.

当通所リハの感染予防の取り組み

　感染予防の取り組みは,当通所リハ職員はもち
ろん,利用者およびその家族の理解がとても大切
であり,一体となって取り組むことが重要とな
る.利用者および家族に対して健康管理(毎日の
体温測定)や同居者以外の者(帰省者や親戚,友
人)との過ごし方についてなど,わかりやすい情
報提供や気軽に報告・相談できるよう周知を心掛
けている.

1.基本的な感染予防の取り組み

　利用者および職員の基本的な感染予防の取り組
みについて表1に示す.これら感染予防の取り組
みについては,利用者および家族が理解しやすい
ようパンフレットを配布している(図2).パンフ
レットには新型コロナウイルスの構造や人体への
侵入経路および対策方法をわかりやすく表現して
いる.また当通所リハ職員の感染症対策について
具体的な取り組み内容を説明し,併せて利用者・
家族へお願いをしている.例えば,職員は同居者
の健康管理も実施しており,県をまたぐ移動や不
要不急の外出を自粛していることを記載し,安心
して利用できることを伝えている.そして利用
者・家族へのお願いとして,冠婚葬祭などのイベ
ントへの参加,県外からの帰省者や本人あるいは
家族が県をまたぐ移動が必要となった場合は,そ
のときの感染拡大の状況に応じて利用を制限する

表 1. 当通所リハの基本的な感染予防の取り組み

支援内容	利用者	職員	注意事項，その他の配慮事項
体温測定・健康チェック	• 利用前 （自宅にて体温表記載） • 施設到着時	• 通勤前（家族の体調確認） • 勤務前（健康チェックシート記載）	• 感冒症状や37.0℃以上の発熱の場合は症状消失後72時間経過を確認し利用の可否を判断している（職員勤務についても同様に扱う） • 本人あるいは同居家族がPCR検査を受ける場合は報告いただき，状況に応じて利用の可否を判断している（職員勤務についても同様に扱う）
手洗い・アルコール消毒	• 施設到着時 • 排泄後 • 昼食前後 • 各エリア移動毎	• 各利用者対応後 • 勤務中手指消毒アルコール液所持	• 各エリアの出入り口および共有ペースにアルコール消毒液を配置 • 職員個人の手指消毒アルコール液の1日使用量を記録
送迎	• 自宅玄関を出る前にマスク着用 • 体温表を提示 （家族の体調報告）	• 体温表の確認，家族の体調聴取 • 体温未測定の際は職員持参の体温計で測定 • 常時換気（窓・エアコン外気導入） • 利用者降車後に拭き上げ消毒	• 乗車人数に余裕をもたせた配車表を作成
リハビリテーション	• マスク着用	• 常時換気（窓） • 道具使用後は拭き上げ消毒 • マスクおよびフェイスシールド装着	• 併設病院の入院患者と交わらないようエリアを区分け • 集団体操教室は個別の体操指導ができるよう工夫 • リハビリテーション会議は3密を避けて開催
入浴サービス	• 会話を控える （マスクなし時）	• マスクおよびフェイスシールド装着	• 脱衣所は間隔をあけ更衣動作を支援，洗い場は専用のアクリル板を設置
排泄介助	• マスク着用	• マスクおよびフェイスシールド装着 • 必要に応じて手袋・防護服装着 • 拭き上げ消毒	• 2時間毎に拭き上げ消毒
昼食提供	• 会話を控える （マスクなし時）	• マスクおよびフェイスシールド装着 • 常時換気（窓）	• 各自テーブル席はアクリル板を設置 • 急須を各テーブルに配置し利用者がお茶を注げるようにしていたが，職員が行うよう変更
レクリエーション	• マスク着用	• 常時換気（窓） • 道具使用後は拭き上げ消毒 • マスクおよびフェイスシールド装着	• 1回の参加人数を制限し，回数を増やして開催

可能性があることをお伝えし，報告していただくようお願いしている．具体的に職員の取り組みを示すことで，職員と利用者・家族が協力して取り組む姿勢が得られやすいと感じている．

2．昼食提供および入浴サービスの取り組み

特に，密集，密接になりやすく，マスクを外す場面である昼食時間や入浴環境において，工夫して取り組む必要があった．具体的には，食事環境において，手作りで飛沫防止のボードを準備したが，頻回の拭き上げにて劣化しやすく，また十分な高さが確保できなかったため，専用のアクリル板の設置が整うまでの間，使用できる席同士の間隔をあけて対応した．

また入浴サービスは個浴環境ではないため，脱衣所と洗い場において利用者同士の間隔を十分確保できるよう同時刻に入る人数を調整した．具体的には入浴サービスを週3回以上利用している方々に対し，週2回を上限とすることを説明し，同意いただけた方には協力いただいた．入浴環境においても専用のアクリル板を設置後は入浴回数を制限することなく支援することができている．あってはならないことだが，もしも事業所内で感染者が発生した場合，入浴サービスが提供できなくなることが考えられた．必要に応じて，自宅で安全に入浴できるよう自宅入浴環境の再確認や介助方法の指導を実施した．自宅入浴はリスクや介助者の負担が大きいため，通所リハビリテーションでサービスを受けることとして，ケアプラン上

通所リハビリテーションセンター清雅苑

感染予防ガイド及び当事業所の感染対策

ウイルスの侵入経路と予防

ウイルスの入り口の鍵穴が多くある場所
気道・肺
腸管の粘膜細胞

皮膚にはウイルスが入れる鍵穴がないのでその手についただけでは大丈夫です。

新型コロナウイルスの場合
細胞
ウイルス
ACE2
スパイク
ウイルスのスパイクで細胞の鍵穴を開けて細胞内に入り込む

スパイク
ウイルス
目
鼻
口
粘膜から侵入

テーブル、椅子その他感染者の飛沫で汚染されたところに手を触れ、目、鼻、口をさわることで感染

Bにはアルコールでウイルス破壊または手洗いで排除

小さい飛沫 少数のウイルスだが長時間空気中に滞在

Cには換気で滞留防止

大きい飛沫 多数のウイルス 数メートルで落ち下がる 感染力強い

ウイルス
唾液
感染者

Aには感染者のマスクで飛沫防止
Aには非感染者のシールド
Aにはアクリル板等で飛沫防止

フェイスシールド

清雅苑スタッフの感染予防

- 勤務中、及び外出時はマスク着用を義務付けています。
- ご利用者のリハビリ・ケアの際はフェイスシールドも着けています。
- パソコンやテーブルのパルはいまのために試さを上げています。
- スタッフルームの換気を最低1時間1回実施しています。
- 手指消毒用のボトルを携帯し、小まめな手指消毒を実施しています。
- 昼食は対面とならないように座り、テーブル間はアクリル板等で仕切られた場所、あるいは個人の自家用車内で摂っています。
- 出勤前、出勤直後、正午に検温、健康チェックしています。
- 何か症状がある場合は出勤していません。
- 同居者がPCR検査を受けた場合は陰性であっても症状消失後72時間過ぎてから出勤しています。
- 同居者の健康確認を実施しています。
- 本人・同居者がPCR検査を受けた場合は陰性であっても2週間何もないことを確認して出勤しています。（熊本市、熊本県のリスクレベルに応じて判断しています）
- 県外への移動、出張等自粛をしています。
- 医療・福祉に関わるものとして一般の方以上の行動の自粛を心がけています。
- 職員は新型コロナウイルス専用アプリをインストールして毎日確認しています。
- 会議や勉強会はできるだけオンラインで実施しています。

フェイスシールドまたはゴーグル
マスク
手指消毒アルコール

清雅苑通所リハにご利用者へのお願い

感染症予防のために以下のことに心がけてください

1. 予防接種の実施
2. 手洗い・うがいの励行
3. マスクの着用をお願いします。
4. 十分な栄養・休養・睡眠をとりましょう
5. 室内の換気を行い、加湿器などで乾燥を防ぎましょう。
6. なるべく人混みを避け、不要不急の外出は控えましょう。
7. 健康管理のために、毎日の体温測定
   利用日当日の体温を手帳に記載お願いします。
8. ご本人、或いは同居者に発熱、のどの痛み、鼻水、咳などのかぜ症状や嘔吐や下痢などの症状がある方は通所リハビリご利用前に下記の連絡先までご連絡お願いいたします。

正しいマスクの着脱方法

- 鼻が隠れるように着ける。
- 鼻の部分を折り曲げできるだけ隙間ができないようにする。
- 顎を覆うようにする。
- マスクを外すときはひもの部分を持って外す。

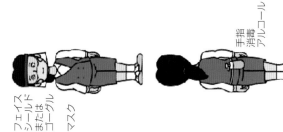

連絡先　代表：096-345-8112（内線7139）
　　　　直通：096-341-5088
※月～土曜日（年末年始を除く）8時～17時まで

図 2. 当通所リハの感染症対策パンフレットの一部

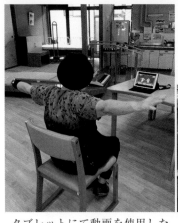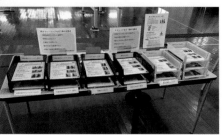

タブレットにて動画を使用した　　　自主トレ用パンフレットの整備
体操指導

図 3．集団体操指導の工夫

に計画されるケースが多く見受けられる．しかし，利用者の状態に応じた自宅での入浴環境の整備や家族の介助方法の指導が大切であり，リハビリテーションの視点にて自立支援としてかかわる重要性について再認識する機会となった．

3．活動支援の取り組み

1）活動の現状と工夫点

当通所リハは，施設紹介で述べたように，老健および病院と併設している．新型コロナウイルス感染症の流行前は自由に行き来ができ，様々な活動が行われていた．例えば，外部ボランティア講師によるカルチャー教室については，併設の老健入所者と通所リハビリテーション利用者が合同で参加できるよう開催されていた．また併設病院内の売店やコンビニ，喫茶店についても自由に利用でき，楽しみ活動の場所としての役割があった．しかし，県や市の感染状況を考慮し，感染拡大時は通所リハビリテーション利用者が老健入所者および入院患者と交わることがないよう活動範囲を区切り対応している．また外部ボランティア講師と運営しているカルチャー教室についても同様にその都度開催について検討が必要となっている．その他の楽しみ活動として，カラオケ，利用者主体で開催していた音楽会，リハビリ麻雀，お花見ツアーや地域のショッピングセンターでの買い物ツアーなど様々な活動が開催しにくい状況となっている．

一方，工夫して継続できている活動として将棋や囲碁，オセロなどは，アクリル板を挟み対戦できるよう環境を整えている．また，集団レクリエーションについては，一度に参加できる人数を調整し利用者同士の間隔をあけ，1日の開催回数を増やして希望者が参加できるよう取り組んでいる．

リハビリテーション支援は，集団で実施していた体操教室においては参加者が多く，指導者が声を張り上げて実施していたため工夫する必要があった．代わりに，タブレットにて動画を活用し，少人数での体操指導に変更して実施している．また積極的に自主トレーニングの指導に取り組めるようパンフレットを新たに作成，万が一事業所を休業せざるを得ない状況になったとしても，自宅で実施できるよう指導している（図3）．

2）リハビリテーション会議およびカンファレンスの現状と課題

リハビリテーションマネジメントに必須であるリハビリテーション会議の開催については，2019年度は開催場所について自宅が87％であり，家族およびケアマネジャー，訪問系サービス，福祉用具サービス担当者が集い多職種で実施されていた．しかし，県や市の感染状況に応じて，開催方法を工夫した．例えば，自宅開催の場合は家族・本人に限定し短時間で開催，その後，関係する各サービス担当者へ速やかに情報共有をはかるよう取り組んだ．そのため2020年度は自宅開催が44％，電話・FAXなどでの情報共有が44％を占

めていた．ICTを活用しテレビ電話でのリモート開催も少しずつ増えてきているが，主流となるには他サービス事業所および利用者・家族のインターネット環境や通信端末の整備が課題となっている．

カンファレンスや申し送りについても少人数・短時間で実施しており，またミーティングや勉強会は，リモートで開催するよう方法を工夫している．新規利用者において退院前カンファレンスの場合，リモートで参加するケースもあり，特に遠方の病院施設で開催される場合は移動時間がなくなり助かっている．活発な情報交換については対面での実施が望まれるが，情報収集程度の内容であればリモートでの参加を選択することも有効と考えられる．

3）地域活動支援の現状と課題

訪問指導については，感染流行前は個人の目標であるスーパーでの買い物やグラウンドゴルフへの参加，公民館でのイベント参加など地域の集いの場所での活動を支援していた．しかし，感染症流行後は不要不急の外出を避ける観点から買い物などの活動は家族が担うことが増え，活動範囲の狭小化が生じている印象を受ける．また住民主体で行われていた集いの場所も自粛して開催できていないところも見受けられ，通所リハビリテーションの役割の一つである地域の活動場所へつなぐ支援が困難となっている．地域リハビリテーションの要である通所リハビリテーションは，地域包括支援センターなどの行政と連携し，地域住民が正しい方法で感染予防を実施でき安心して集える環境づくりに取り組めるよう支援することも大きな役割であると考える．

おわりに

2021年7月現在，当通所リハにおいて新型コロナウイルス感染者が1人の発生もなく運営できている．利用者が2回目の新型コロナウイルスワクチン接種を受けられ安堵しているが，一方では変異ウイルス感染者の発生報告が増加しており，まだまだ気が抜けない状況が続いている．新型コロナウイルス流行前に当通所リハで実施していた事業所外でのイベント活動や地域住民のボランティア受け入れについてなど，様々な活動支援の取り組みをどのように再開していくかが課題となっている．そのためには常に正しい情報を把握することが大切であり，また利用者とその家族および職員が協力して取り組めるよう，情報の発信を継続して実施し続けることが重要と考える．通所リハビリテーションの機能が発揮できるよう今後も努力して取り組んでいきたい．

MB Med Reha **No.268**：62-66, 2021

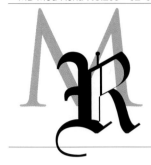

特集／コロナ禍での生活期リハビリテーション─経験と学び─

Ⅲ．通所リハビリテーションの立場から

コロナ禍における生活期リハビリテーションへの影響と気づき

赤間　優*

Abstract　生活期リハビリテーションは，ある程度継続的に管理・提供されている必要があり，外的な要因からサービスが途絶えてしまってはいけないものだと考える．しかしコロナ禍において，患者・利用者が安心してリハビリテーションサービスを受け，身体機能の維持・向上をはかることや，社会参加していくことが難しい状況になった．そんな中で制度の違うリハビリテーションサービスで可能なことが明確になったと感じる．サービス提供者は2つの制度の違いと，通いサービスと訪問サービスの利点・欠点を把握し，多職種連携のもと，退院支援や地域リハビリテーションを臨機応変に対応していくことが求められている．リハビリテーションマネジメントの取り組みは，そういった連携を進めていくために必須であり積極的に行っていく必要性がある．

　コロナ禍は現時点（2021年7月）で未だ収束しておらず，今後考えられる地域全体の機能低下を，どのようにフォローしていくのかを考えていかなければならない．

Key words　退院支援（discharge support），生活期（community based phase），リハビリテーションマネジメント（rehabilitation management）

はじめに

　コロナ禍におけるリハビリテーションを提供する際に，患者・利用者の状況に応じて柔軟な対応が求められる場面が多くみられていた．病院既存のシステムだけでは対応できず，感染対策を行ったうえで患者・利用者のサービス充足をはかるために行った対応について，そして医療・介護保険のリハビリテーションサービスの違いについて，今回感じたことをご報告させていただく．

病院概要

　当院札幌渓仁会リハビリテーション病院は，2017年6月に北海道札幌市の中央区に開院した3病棟155床がすべて回復期リハビリテーション病棟Ⅰという回復期リハビリテーション専門病院で

ある．在宅支援機能として，外来はリハビリテーション科と内科を標榜し，介護保険事業として通所リハビリテーション，訪問リハビリテーション，訪問看護を行っており，回復期退院後のフォローと近隣地域のリハビリテーション支援を行っている．

コロナによる各種対応と影響について

1．リハビリテーションサービスへの影響

　2020〜21年度において，すべての生活期リハビリテーションサービスでキャンセルが増加し，利用率が減少した．特に緊急事態宣言や，市内（道内）の感染者数増加に合わせてキャンセルが増えるという現象がみられた（**図1**）．

　サービス種別のキャンセル理由の特徴としては，外来・通所リハビリテーションでは，通院自

* Yu AKAMA，〒060-0010 北海道札幌市中央区北10条西17-36-13　札幌渓仁会リハビリテーション病院通所リハビリテーション，副主任・理学療法士

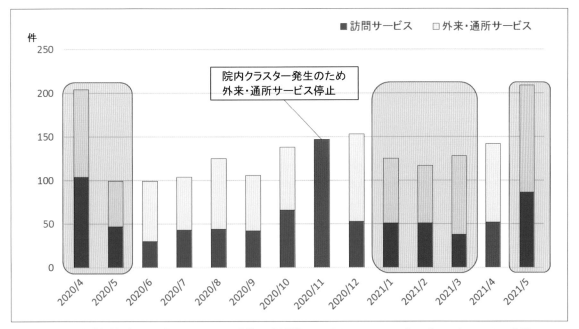

■ 訪問サービス　□ 外来・通所サービス

院内クラスター発生のため
外来・通所サービス停止

図 1. 札幌渓仁会リハビリテーション病院の生活期リハビリテーションサービスのキャンセル件数
　　　2020 年 4～5 月　緊急事態宣言（1 回目）
　　　2021 年 1～3 月　緊急事態宣言（2 回目，北海道対象外）
　　　2021 年 5～6 月　緊急事態宣言（3 回目）

体（交通機関の利用による他者との接触）に強く不安を持っているケースが多くみられた．その際，通所リハビリテーションを訪問サービスへの切り替えを行うことで対応できたが，外来リハビリテーションでは代替となるサービスもなく，患者自身の判断で通院再開することを待つだけの状態になってしまっていた．

　訪問リハビリテーションでは主にグループホームや施設入居中のケースへの介入制限によるキャンセルが中心となっていた．施設側の感染予防対策は基準が様々であり，ケースの中には機能低下が進んでしまい，再開時には生活が破綻してしまっている事例もあった．

　また全体のキャンセル理由として挙げられていたのは，病院スタッフの介入を拒否するといった内容のものもあり，どんな感染対策を行ったとしても感染経路や対応策がはっきりしない状況下においては，患者・利用者の漠然とした不安を払拭するには至らず，十分な支援を行うことができていない状況になっていた．

　入院部門では感染対策の影響により，回復期入院中の家屋調査や試験外泊，屋外練習の中止と

いった形でリハビリテーションサービスに影響が出ており，退院前のフォローアップが十分に行えないことで，不安感が強くなり入院期間が長引いたり，面会制限により家族への指導や説明が不十分になってしまい，病状理解や障害受容がスムーズに行かないことがあった．

2．コロナ禍における患者・利用者の変化

　コロナ禍初期には利用者・患者ともに「不要不急の外出自粛」要請が出された際に「リハビリテーションは不要不急」と自己判断してしまう傾向があったと思われる．

　中期以降になり自粛による機能低下が進んでくると，リハビリテーションの自粛の傾向も減少していったが，次第に本人ではなく家族が，過剰に「不要不急」を意識してしまう様子も見受けられ，生活期リハビリテーションにおいてのリハビリテーションの緊急性や必要性を，本人だけではなく，家族も十分に理解できていない現状を目の当たりにした．

3．生活期リハビリテーションの制限により起こったこと

　生活期リハビリテーションでは常にその必要性

について考える機会が多いと思われるが，コロナ禍では個々の判断でリハビリテーションを中断・終了してしまい，その結果，在宅生活が不安定になってしまう状況があった.

一例では前述したが，入所施設側の判断で訪問・通所サービスを停止してしまい重篤な機能低下が発生し，家族が施設からの転居を判断したというケースがあった.

そもそもすべての在宅リハビリテーションサービスの役割として，心身機能の維持・向上が求められており，その必要性を「医学的に」認められている利用者がサービスを受けている状況がある. よって中長期にわたりサービスを停止する場合，施設側の都合だけでサービス検討を判断してしまっては生活が成り立たなくなってしまうケースが出たとしても不思議ではないと思われる.

外来リハビリテーションの場合では，自己判断の休止から期限切れになったケースや，休止後の予約が取られず自然消失のような形で終了するケースもあり，どちらの場合でも十分なリハビリテーション指導がなされたとは言い難い状態だった.

また，病院退院後の生活期への移行にも影響があった. 各在宅サービスにおいて，退院後から2週間空けないとサービス利用ができないといった制約や，担当者会議の未開催，病院側の対策により退院時カンファレンスの未実施による情報収集の遅延などが生じたことで，退院後のADL維持が困難になってしまい再入院したケースや，家族のレスパイトケアが十分に受けられず疲労する様子がみられた.

入院部門との連携強化

上記に挙げた通り，各施設が感染の拡大予防のためにゾーニングやスタッフの行動制限をかけたことで，当院でも退院支援に多大な影響を及ぼした.

そこで当院の在宅リハビリテーション部門として，回復期リハビリテーションの退院後ケースの早期退院サポートを目指すべく，退院後の短期間集中リハビリテーションを提供できるチームを「つながるreha」という名称で立ち上げた. 入院中から在宅リハビリテーションスタッフの見学介入や当院退院者の訪問範囲外への対応，退院日翌日からの集中訪問リハビリテーションが行える体制を整えることで，退院後の環境変化から生まれる不安感を抑制し，病院から在宅へのソフトランディングを行い，退院時の課題を短期間で解決することを目標とした.

2021年4月からの運用を行い，ケアマネジャーや家族から，「退院時点で安心感があった」「すぐにサービス導入ができて助かった」といった声が聞かれており，手応えを感じている.

本来であれば，地域包括ケアシステムの一環として利用者の居住地近隣のサービス帯との連携強化を進めていく形で退院支援を行っていくべきところではあったが，コロナ禍においては他事業所との連携自体が推奨できる状態ではなく，事業所間の感染対策に挟まれてしまう形になる患者・利用者のことを考えれば施設内の連携範囲を拡充して対応することが効果的であると考える.

生活期リハビリテーションの意義と必要性

1. 生活期リハビリテーションのあり方

生活期のリハビリテーションはとても広い範囲を示しているが，大まかに，1）退院後早期，2）生活安定期，3）終末期のような時期の分け方ができる. 各時期においてリハビリテーションの目的は変わっていき，必要な回数や内容に違いがあると考える.

1）退院後早期

利用者個々の役割に応じてリハビリテーション目標が大きく変わるタイミングであり，入院中は自宅に帰ることを目標にリハビリテーションをしていた患者が，一番混乱し，障害について見つめ直すタイミングだと思われる. そこでは手厚く支えていく必要性が高く，医療機関から離れることで生じる可能性のある廃用を予防する役割もある.

2）生活安定期

現在行っている活動・参加を維持するためのプログラムが中心になると思われ，活動状況やセルフケア能力によっては保険上でのリハビリテーションサービスの導入が必要のないケースもある．しかし，生活期のリハビリテーションの役割は社会参加や入浴・余暇活動の提供と多岐にわたるため利用者個人の管理だけでは不十分になってしまう危険性がある時期だと思われる．

3）終末期

在宅生活を送るうえでのリスク管理が重要になってきており，加齢や病状変化を細かく評価しながら臨機応変に対応することが求められている．

コロナ禍では，すべての時期に影響が出ており，「退院後早期」における社会復帰の遅れ，「生活安定期」における活動量の著しい低下による ADL への悪影響，「終末期」では環境（サービス）変化による症状の悪化などがみられており，生活期のリハビリテーションというのがどの時期においても「不要」ではなく「必要」であり，「不急」と判断してしまうのではなく「平常」に利用できなくてはいけないものだと認識することになった．

2．リハビリテーションマネジメントの重要性

今回のような事態において外来リハビリテーションとの大きな違いでもある，リハビリテーションマネジメントの体制に，生活期リハビリテーションを行ううえでの有効性を感じた．

外来リハビリテーションでは総合実施計画書を用い多職種連携を行っているが，それは自施設内の連携に留まることが多く，在宅状況や他サービスの利用状況といった事象は捉えきれていない現状があると思われる．当院では院内クラスターにより外来機能が停止した際，自施設から電話連絡で患者の状況を確認する対応を行った．しかし，いざ連絡を行う段階になると電話が通じない，患者本人から ADL 状況を確認しても即時対応できる手段がない状況に陥ってしまうことがあった．できることといえば対象者に介護保険サービス利用を勧めるといったことくらいであった．

介護保険でのリハビリテーションでは，リハビリテーションマネジメントにおける SPDCA サイクルの S（survey：調査）の段階で様々な機関・施設で多職種連携を行い，在宅状況を把握することになる．平時ではその連携に時間と手間がかかってしまううえに，なかなか利点を感じる機会が少なかったが，コロナ禍のような緊急事態下では，1 つのサービスが機能しなくなった場面において，利用者の在宅状況の確認と現状の問題点の共有を行い，速やかに代替サービスへの切り替えを行い臨機応変に対応したケースがみられた．

また退院直後のケースにおいては，外来リハビリテーションでのフォローを予定したケースは，来院するまで退院時の課題遂行状況の確認ができず，問題があったとしても解決できずにいることが多く，コロナ禍では対応が後手に回ってしまうことも少なからずみられていた．しかし，介護保険上のサービスではサービス側が自宅に訪問することが初動になるので，何らかの事情で来院ができない状況に陥ったとしても柔軟に対応できるため，サービスとしての幅広さを感じた．

これは機能的変化を中心にみる外来リハビリテーションと，リハビリテーションマネジメントを用い生活全体を管理し質の改善をはかる介護保険リハビリテーションの大きな差異だと思う．電話での対応に関しても，各々がバラバラに動くのではなく，患者・利用者の情報を共有していく多職種の軸となる人が必要である．今回のような場面では，その役割を担うケアマネジャーがいる介護保険サービスにて，日常業務が実を結び，多角的なアプローチを行える点が活かされる機会となった．結果的に，現行の制度上での外来リハビリテーションの限界と介護保険リハビリテーションの有効性がはっきりしたと感じている．

余談ではあるが，個人的には今回のような緊急時において外来リハビリテーション側に，通所・訪問リハビリテーションといった介護保険サービスの一時的な利用といった措置があれば良かったのではないかと思っている．そのうえで通所や訪

問リハビリテーションの利便性や有効性を患者が感じられれば，未だに問題になっている医療サービスからの介護保険サービスへの移行をスムーズに行う一助になったのではないかと考える.

最後に

2021年7月末時点では，未だに緊急事態宣言やまん延防止等重点措置が各地で発出されており，当院の感染対策にも大きな変化がないままの状況である．ワクチン接種は進んでいるが，生活期において一度低下してしまった能力を再建していくのは簡単ではなく，制限されていた期間以上にリハビリテーションに費やす時間が長くなってしまうことが予想される.

利用者1人ひとりの精神的な負担も多く，疲労・ストレスも蓄積している中で，どのように生活期リハビリテーションを個々人の生活の中に組み込んでいくのかを，もう一度考えてリハビリテーションサービスの提供をしていきたいと思っている.

文　献

1) 一般社団法人全国デイ・ケア協会：リハビリテーションマネジメント実践マニュアル，2016.
2) 小川太郎ほか：ドラッカーとラルーに学ぶ回復期リハビリテーション病院のチームマネジメント．臨床リハ，**30**(1)：46-51，2021.
3) 岡部信彦：これまでの出来事の総括(chronology)．日内会誌，**109**(11)：2264-2269，2020.

MB Med Reha **No.268** : **67-74**, 2021

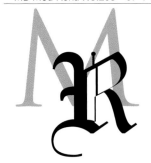

特集／コロナ禍での生活期リハビリテーション―経験と学び―

Ⅲ．通所リハビリテーションの立場から

当事業所における新型コロナウイルス感染症への対策とリハビリテーションマネジメントを継続するための取り組み

竹重雄太*

Abstract　新型コロナウイルス感染症が国内で初めて確認された2020年1月～2021年7月現在にかけて，当通所リハビリテーション事業所「デイホスピタル」においても様々な感染症対策の取り組みやリハビリテーションマネジメントを継続するための工夫を行ってきた．当事業所は霞ヶ関南病院に併設されている．外来・入院患者，当事業所の利用者など大半の方が基礎疾患を抱えているため，相互の感染リスクを少しでも減らすために，院内の共有フロアを事業に応じて区域分けをした．その他にも，感染症に留意したリハビリテーションマネジメントへの取り組みとして，① 新規利用者への感染症に留意した利用前居宅訪問，② オンラインでのリハビリテーション会議や集団リハビリテーションの取り組み，③ 訪問リハビリテーションの活用，④ 感染症予防で休止された方への取り組みなどを実施してきた．医療・介護従事者である我々は，利用者・地域の住民が安心して利用できる施設やリハビリテーション・ケアの提供体制を状況に応じて構築していく必要性がある．

Key words　新型コロナウイルス感染症(COVID-19)，通所リハビリテーション(day-care)，短時間型通所リハビリテーション(short-term daycare)，居宅訪問(home assessment)，リハビリテーション会議(rehabilitation conference)

はじめに

2020年1月，新型コロナウイルス感染症が国内で初めて確認された．感染症拡大に伴い，生活期のリハビリテーションにも大きな影響が生じた．医療法人 真正会霞ヶ関南病院(以下，当院)に併設されている当事業所「デイホスピタル」は，自事業所のスタッフと利用者の相互の支援だけでなく，院内外の他事業所との情報共有や連携，入院・外来患者らとの継続した利用者間の交流など，様々な機会や場面を設けて，リハビリテーションを展開してきた．2021年5月より，当院は新型コロナウイルス感染症(以下，COVID-19)ワクチン接種の基本施設として，医療従事者や地域住民へ

の接種に向け積極的に取り組んでいる．しかしながら，COVID-19の拡大当初は，地域において自分たちにできることを模索しながらも，当法人が担っている役割や機能を継続していくためにも，来院制限などの感染対策を実施して運営してきた．同時に介護保険下のリハビリテーションサービスにおいても，感染症を恐れ，利用を休止し，外部との接触を避ける方も少なくなかった．本稿では，そのような状況下における当事業所の感染症対策の取り組みやリハビリテーションマネジメントを継続するために行ってきた工夫を報告する．

当事業所について

当事業所は，埼玉県川越市にある霞ヶ関南病院

* Yuta TAKESHIGE，〒350-1173 埼玉県川越市安比奈新田283-1　医療法人真正会 デイホスピタル(短時間型通所リハビリテーション事業所)

医療から在宅生活への橋渡しのための総合的サービス体系

ホスピタルケア部
（霞ヶ関南病院）
- 回復期リハビリテーション病棟 123床（さくら・けやき・やまぶき）
- 障害者施設等一般病棟 37床（すみれ）
- 医療療養病棟 39床（ふじ）
- 外来（内科・整形・歯・皮膚・眼・アンチエイジング・リハビリ）

疾患別リハビリテーション料：脳血管疾患等リハビリテーション料Ⅰ・運動器リハビリテーション料Ⅰ

コミュニティーケア部
- 中央クリニック（訪問医療・訪問リハ）
- 訪問看護「スマイル」
- 訪問介護・随時対応型訪問介護看護「コール」
- 通所介護「ケアラウンジ南大塚」
- SKIPトレーニングセンター（健康増進・介護予防施設）
- 通所リハビリテーション「デイホスピタル」
- 通所リハビリテーション「デイリビング」
- 居宅介護支援事業所「しんしあ」

地域リハビリテーション推進部
- 川越市地域包括支援センター「かすみ」
- 川越市地域包括支援センター「だいとう」
- 埼玉県地域リハ・ケアサポートセンター

関連施設　社会福祉法人　真正会
真正会
Shinseikai
aged & community care
- 特別養護老人ホーム　真寿園
- 介護老人福祉施設 真寿園
- デイサービスセンター 真寿園
- 在宅介護支援センター 真寿園
- 短期入所生活介護 真寿園
- 居宅介護支援事業所 真寿園
- 生きがい対策事業 真寿窯
- ケアセンターよしの
- ケアセンター小仙波
- グループホーム　アダーズあいな

関連施設　一般社団法人　Hauskaa
- プラチナ世代向け賃貸マンション　Hauskaaかすみ野
- 福祉用具貸与・福祉用具販売・住宅改修事業所

図 1. 真正会における総合的サービス体系
※通所リハビリテーション「デイホスピタル」と SKIP トレーニングセンター
（健康増進・介護予防施設）は霞ヶ関南病院内に設置

1階に併設されている．短時間型通所リハビリテーション事業所で，「1～2時間」を中心に1日4クール制（1クール：9：00～，2クール：10：40～，3クール：13：30～，4クール：15：10～）で運営している．約300名の要支援・要介護者（平均介護度1.2）が登録し，1日約70名前後の方が利用する．真正会は，「老人にも明日がある」を設立理念として，医療から在宅生活への総合的なサービス体系（図1）のもと，地域での安心・安全な在宅生活を支え続けるための各種サービスを提供している．

感染症対策の取り組み

従来は，自事業所のフロアだけでなく，院内各所を活用したリハビリテーションを提供していた．しかし，COVID-19拡大防止の観点から，入院患者と外部利用者の接触の機会を避けるために，事業に応じて区域を設けた（図2）．2021年7月現在，ワクチン接種も始まり，一部緩和はされているが，感染症拡大当初は，SKIP トレーニングセンターは，外部からの来院者の検温・体調確認スペースとして利用し（現在は運営を再開し，検温・体調確認スペースは総合受付となる），ガレリア（交流スペース）や AINA ギャラリー（絵画などの作品展示スペース），オールウェイズ（レストラン）やカフェ，マルチルーム（多職種・多機能・多目的に活用できるフロア）における，外部の方の利用は休止とした．それに伴い，当事業所は来所者の3密（密集，密接，密閉）を避けることや，リハビリテーションスペースの確保のためにマルチルームをデイホスピタルとして活用し，2フロアでの運営へ移行した．従来はクールが変わるタイミングで，1フロア内で来所された方と退所される方が混合が生じていたが，2フロアになったことで来所された方と退所される方の接触を避けることも可能となった（図3）．当事業所における感染対策は表1にまとめた（図4）．なお本稿における感染症対策や取り組みで参考にした資料については文献1～5に挙げる．

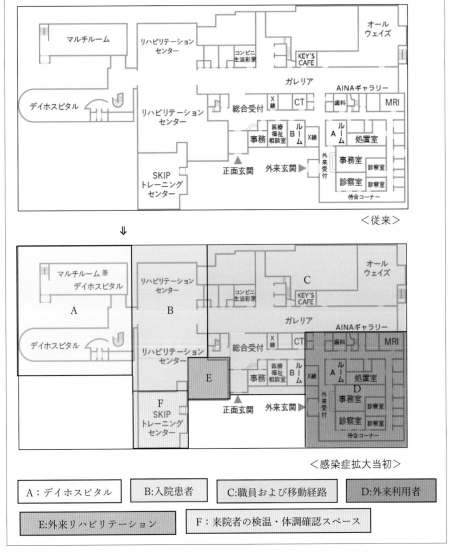

図2. 感染症拡大当初の院内1階フロアの事業ごとの区域

リハビリテーションマネジメントを
継続するために行ってきた工夫

1. 新規利用者への感染症に留意した利用前居宅訪問の取り組み[6]

当事業所では，利用開始時からその人に合わせた目標設定やリハビリテーションプログラムを提供するため，すべての新規利用者に利用前居宅訪問を実施している．従来は多職種で訪問し，動作確認や契約，担当者会議などを行っていたが，従来の方法では感染リスクも懸念されるため，感染予防に配慮した方法へ見直した（**図5**）．従来の利用前居宅訪問における平均所要時間は，担当者会

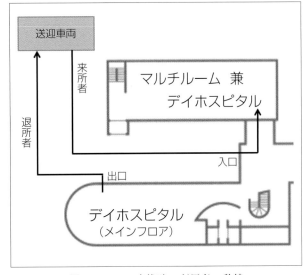

図3. クール変換時の利用者の動線

表 1. 当事業所における感染対策

- 送迎車両への乗車前検温と体調確認，マスク着用の徹底
- 送迎車両の利用者降車後の消毒
- 来所時・退所時・トイレ・飲水時の手指消毒
- テーブルにアクリルパーテーションの設置
- 1テーブル(4名掛け)に2名まで
- 常時換気の実施
- テーブル・椅子・設置物・マシンや道具の利用後の消毒
- 集団体操実施時など，他者と手を伸ばしても手の届かない距離(2m以上，最低でも1m)で実施
- 法人内他事業所間の利用者・患者代行や業務交流は休止
- 法人外他事業所の来所は一時休止
- オンラインでのリハビリテーション会議などの実施
- 居宅訪問時の所要時間の短縮
- 本人や家族など身近な方の体調不良の際の利用相談
- 当法人規定に則ったスタッフの健康記録など

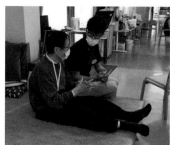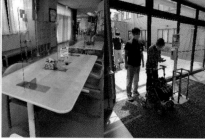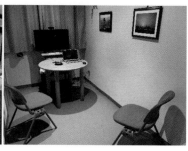

図 4. 当事業所における感染対策例　　　　　　　　　　　　　　　　　a｜b｜c

a：標準予防策でのリハビリテーション場面：自己管理のためのストレッチ指導場面
b：アクリルパーテーションや消毒液の設置など
c：オンライン会議のスペース

	ケアマネジャーからの情報提供	事前に(事業所で)	実調当日
旧	・診療情報提供書 ・フェイスシート ・利用申込書	・多職種で情報共有	・サービス担当者会議 ・動作評価(リハビリテーション) ・生活状況確認 ・リハビリテーション実施計画書の作成・説明 ・事業所説明、契約内容説明サイン・押印(相談員)
新	・診療情報提供書 ・フェイスシート ・利用申込書	・多職種で情報共有 ・生活状況を電話聴取しリハビリテーション実施計画書の作成・説明 ・契約書を事前郵送、電話説明 **ケアマネジャーや他事業所と適宜情報の確認や共有の実施**	・動作評価(リハビリテーション) ・契約書の確認 ・利用者や家族との面談(相談員)

図 5. 当事業所における利用前居宅訪問の従来の方法と新しい方法

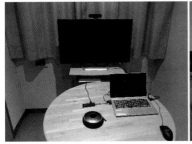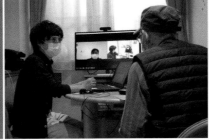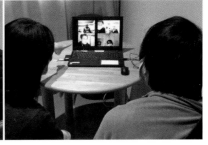

a|b|c

図 6. オンラインでの取り組み例
　a：モニター，広角カメラ，集音マイク兼スピーカー
　b：リハビリテーション会議の様子
　c：ST のオンラインを使用した集団リハビリテーション場面

表 2.
当該市における緊急事態宣言等による，
当事業所を利用休止された方の人数

- 緊急事態宣言　第 1 回目(2020 年 4 月 7 日〜5 月 25 日)　…100 名
- 緊急事態宣言　第 2 回目(2021 年 1 月 8 日〜2 月 7 日)　… 32 名
- まん延防止等重点措置　(2021 年 4 月 24 日〜6 月 20 日)　… 14 名

議 10.9 分，動作確認 34.3 分，通所リハビリテーション計画書(以下，計画書)の作成・説明 8.5 分，事前説明 13.3 分，契約 15 分，全体で 82 分であった．新たな方法は以下の通りである．① 主治医やケアマネジャーからの情報を元に多職種で確認事項を事前に共有．② 利用者・家族に電話聴取を実施し，計画書に沿って通所リハビリテーションスタッフがアセスメントを行い，計画書を作成しケアマネジャーと共有．③ 契約書は自宅に郵送し，電話で説明．④ 利用前居宅訪問時の動作確認は，事前の聴取から，必要な動作を優先的に確認(その他の動作に関しては日を改めるなどして対応)．⑤ 居宅での契約はサインと押印のみ．結果として，事前の多職種での情報共有は平均 5 分，電話聴取による生活状況確認は 19.7 分，契約説明は 20.1 分．居宅訪問時間は動作確認の 15 分に短縮した．従来の方法と新たな方法の 2 つにおいて，利用開始時と 3 か月後の FAI(Frenchay Activities Index)改善値を比較検討した結果，両群間で大きな差はないことも確認できた．従来の業務の質を維持しつつ感染症対策を考慮した取り組みは，SPDCA サイクルにおける「S：survey(調査)」の部分に当たり，その重要性を再認識する機会にもなった．

2．オンラインでのリハビリテーション会議や集団リハビリテーションの取り組み(図 6)

質の高いリハビリテーションマネジメントに取り組むためにも，リハビリテーション会議がオンラインで実施できる環境を作り，取り組んできた．参加される利用者・ケアマネジャーなど他事業所のスタッフも場の雰囲気を掴めるように，モニターと広角カメラ，集音マイク・スピーカーを設置した環境下で実施している．また，それ以外の活用として，これまで ST の言語訓練の 1 つに集団を活用した取り組みがあった．これに関しても，オンラインを活用して交流場面を作り，リハビリテーションを継続することができた．

3．訪問リハビリテーションの活用

休止された方の中には，リハビリテーション会議や日々の情報交換を通して，一時的に通所リハビリテーションから訪問リハビリテーションへ切り替えた方が 10 名いた．どの対象者も，訪問リハビリテーションの必要性だけに留まらず，「人が集まる場での活動は，感染リスクが伴うため避けたい」という理由も含むものだった．利用者本人やケアマネジャーとも相談して，訪問リハビリテーションで対応していくことは身体機能や生活能力の状態だけでなく，感染症の流行時など有事の際にも必要な対応であると考える．

表 3. 休止者に対する支援と課題

電話で生活状況の確認【全休止者に実施】	• 1か月に1回以上実施 • 日中の過ごし方や外出，活動量などを評価
ケアマネジャーとの情報共有【全休止者に実施】	• 電話内容や定期訪問時の様子，ケアマネジャーと意見を共有
居宅訪問【休止者の1割に実施】	• 自宅内の動作確認，アドバイス • 環境調整，福祉用具の提案
電話の課題	• 聴取だけでは身体機能の変化に気付きにくい • 生活動作の評価ができない
居宅訪問の課題	• 明確な課題がないと了承されにくい • 感染予防の観点から多職種（複数人）での訪問は難しい

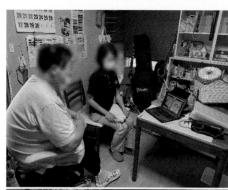
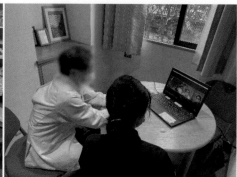
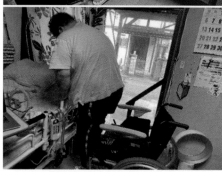

a	b
c	

図 7. 利用者宅と事業者間におけるオンラインでのリハビリテーション会議を実施した事例紹介
a：利用者宅の利用者とケアマネジャー（リハビリテーションスタッフが写真を撮影）
b：事業所の医師と栄養士（リハビリテーションスタッフが写真を撮影）
c：事例の方は，ベッドサイドで30秒間立ち上がりの回数を自己体力測定として導入

4．感染症予防で休止された方への取り組み
1）オンラインでのリハビリテーション会議

　感染症予防を理由に利用を休止される方も多くいた（**表2**）．当事業所では，休止された方全員に対して，電話での生活確認や一部居宅訪問を実施してきた．電話での対応や居宅訪問などそれぞれに課題はある中で，できる範囲で対応を実施した（**表3**）．同時に，休止された方は，利用を継続されていた方に比べて，特に生活範囲が狭小化し活動が制限されていたこともわかった．その他にも，心身機能，生活能力ともに低下を認め，利用者本人も気が付いているが，感染予防のため通所リハビリテーションの利用再開ができないという利用者もいた．そのような方に対しても，前述したオンラインでのリハビリテーション会議にて対応した[7]．

2）事例紹介（図7）

【事　例】60歳代，男性．脳梗塞（右片麻痺）・右

股関節離断，x＋10年虚血性心筋症による冠動脈バイパス術実施．常時車椅子を使用しADLは自立．家族4人暮らし，友人との外出など活動的に過ごしていた．感染症拡大に伴い，人との接触を避けて外出はなく，自宅では週1回夕食の調理を担当．

【経　過】電話での生活確認で，活動量減少に伴う移乗動作能力の低下，体重増加が推測された．ケアマネジャーと相談し，リハビリテーションスタッフが自宅へ訪問しオンラインで多職種によるリハビリテーション会議を開催．管理栄養士から食生活と体重管理，リハビリテーションスタッフから自宅での役割や屋外車椅子駆動などの運動を提案し，医師からは感染症の理解を促した．

【結　果】間食が減少し，体重増加の予防につながった．また，夕食の調理や片付けを毎日の役割としたことで，活動量が増加．運動習慣が改善し，移乗動作能力が維持できた．当事業所の感染対策にも興味を示し，3週間後に利用再開へつながった．

3）利用者個々の日常生活に応じた「自己体力測定」の導入[8]

第1回目の緊急事態宣言が明け，利用再開者の評価を行った結果，休止中に電話などでのアドバイスをもとに運動や活動に取り組んでもらっていたが，心身機能の低下が認められ，またその状況を自覚されていない方が多くいた．休止中の評価は電話にて生活状況の確認を実施し，同時に埼玉県が企画発行している健康セルフチェックリーフレットの活用や，Barthel index［ADL］，Frenchay Activities Index［IADL］，Life Space Assessment［生活範囲］などを活用した．休止期間が長期化することで生活機能への影響が生じることも予測されたため，休止中でも自身の心身機能の変化に気付くことができる客観的な指標として，対象者の日常生活で影響が出やすい動作や行為（椅子からの立ち座り，屋内・屋外歩行など）を「自己体力測定」として導入し，リハビリテーション専門職ではなく，利用者自身が日常生活の動作を通して，自己の心身機能の変化に気付ける1つの方法として伝達を行った（例：「居間の椅子で30秒間立ち上がり回数が従来通り15回できる」「いつもの散歩コース（約750 m）が従来通り30分で歩ける」など）．そのため，第2回目の緊急事態宣言時の休止者への支援の際には，生活機能の維持へ具体的なアドバイスが行え，ヒアリングからは，「自己体力測定を実施することで，自身の心身機能の変化に気付くことができた」といった声が聞かれた．

おわりに

COVID-19により様々な場面や状況で制限が生じた．利用者個々に合わせて，感染対策に努めながら自律に向けた取り組みを行ってきた．しかしながら，今般の感染症事情や休止者の経過を顧みると，事業所だけの取り組みでは限界があることも同時に痛感した．他サービスとの連携や，必要とされるサービスの変更など臨機応変に対応していくことが必要であり，利用者のみでなく地域住民を含めて在宅生活を支援していくには，改めて総合的に支援できるサービス体系の構築が求められる．現在，当事業所でもCOVID-19から回復した方の支援などを行っている最中である．感染症対策に配慮して，心身・生活機能の向上をはかることができる通所リハビリテーション事業所のニーズは大きいと考える．

文　献

1）厚生労働省：「（2021年7月版）新型コロナウイルス感染症の"いま"に関する11の知識」．〔https://www.mhlw.go.jp/content/000788485.pdf〕（2021年7月26日閲覧）

2）厚生労働省：新型コロナウイルス感染症（インフルエンザ等との比較），国立感染症研究所提出資料．〔https://www.mhlw.go.jp/content/10906000/000720345.pdf〕（2021年7月26日閲覧）

3）NIID国立感染症研究所：新型コロナウイルス感染症患者に対する積極的疫学調査実施要領，（2021年1月8日暫定版）．〔https://www.niid.

go.jp/niid/images/epi/corona/COVID19-02-210108.pdf〕(2021 年 7 月 26 日閲覧)

4) 厚生労働省:「新しい生活様式」の実践例.〔https://www.mhlw.go.jp/stf/seisakunitsuite/bunya/0000121431_newlifestyle.html〕(2021 年 7 月 26 日閲覧)

5) 株式会社日本能率協会総合研究所:新型コロナウイルス感染症影響下における通いの場等の取組及び高齢者の心身の状況に関する実態調査 報告書,令和 2 年度老人保健健康増進等事業(老人保健事業推進費等補助金) 新型コロナウイルス感染症影響下における通いの場をはじめとする介護予防の取組に関する調査研究事業,令和 3 (2021)年 3 月.〔https://www.jmar.co.jp/asset/pdf/job/public/kayoi_no_ba_report_202103.pdf〕(2021 年 7 月 26 日閲覧)

6) 秋久文彦ほか:当通所リハビリテーション事業所における対面接触時間を減らした利用前居宅訪問の工夫.第 28 回日本慢性期医療学会,一般演題 43-20.2020 年 12 月 2・3 日開催〔https://site2.convention.co.jp/jamcf28/program/43.pdf〕(2021 年 7 月 26 日閲覧)

7) 牧田晨慈ほか:通所リハビリテーションを感染症予防の為に利用休止した方に対する活動の再開に向けた関わり.(第 8 回 慢性期リハビリテーション学会 一般演題)慢性期リハビリテーション学会誌,8:279,2021.

8) 中田一也ほか:新型コロナウイルス感染予防対策で当事業所を休止された方への在宅生活支援について.第 42 回 全国デイ・ケア研究大会 一般演題,2021 年 9 月 3,4 日開催.

MB Med Reha **No.268**：75-79, 2021

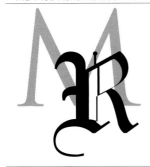

特集／コロナ禍での生活期リハビリテーション―経験と学び―

Ⅲ．通所リハビリテーションの立場から

通所リハビリテーション利用者の利用自粛・営業休止時における生活を守るアプローチ

藤本　健*

Abstract　通所リハビリテーション利用者の利用自粛・営業休止に備え，普段からの準備がまずは大切である．具体的には運動量が減らないよう自宅での運動習慣が定着するようアプローチしておくこと，必要な介護サービスを想定しておくこと，他の介護サービスと普段より連携しておくことが挙げられる．利用自粛・営業休止となった場合は，電話での確認で生活上の変化がないかを記録しておき，課題を把握すれば自宅訪問や必要な介護サービスの提案を行う．また他介護サービスとの連携と解決策の提案を介護支援専門員とともにすぐに実施し，利用者に不利益にならないよう行動することが求められる．利用復帰時には利用自粛・営業休止前との身体機能・生活機能・家族負担評価を比較し，各項目で変化がある場合は他介護サービスの提案も必要である．またリハビリテーションの目標も，遠距離の外出が困難な場合についても想定しておくことが大切となる．

Key words　コロナ禍（corona disaster），自粛（refrain），営業休止（suspend）

はじめに

コロナ禍においては在宅リハビリテーションサービスでも大きな影響を受けている．通所リハビリテーションでも，利用自粛や通所リハビリテーション事業の営業休止で，当初予定していたリハビリテーションマネジメントに基づくアプローチが途絶えてしまう経験をした方もいることだろう．本稿では利用自粛や営業休止中においても利用者の生活を維持するための様々なアプローチ方法をまとめた．

利用自粛・営業休止までにしておくこと

利用者が通所リハビリテーションを自粛した場合や通所リハビリテーション事業が営業休止となった場合，通所リハビリテーション利用中に実施している運動がすべてできなくなり，1日の運

動量が低下することとなる．このため普段から予測して準備しておくことが大切である．これにより利用自粛時や営業休止時の自宅での運動継続，生活状況の確認や他介護サービス提案，本人・家族・他介護サービス事業所との連絡体制もスムーズになる．この準備に際してのポイントをいくつか挙げていく．

1．自宅での運動習慣習得

利用自粛や営業休止した場合でも運動量が減らないよう，普段から通所リハビリテーションのみの運動ではなく，自宅での運動量を確保できる取り組みを継続しておくことが，その利用者の生活を維持することにつながる．自宅での自主トレーニング推進などを普段の通所リハビリテーション利用中から取り組んでおくことが大切である．

2．リハビリテーション目標の確認

屋外での生活範囲拡大を目標とする場合は，生

* Ken FUJIMOTO，〒581-0818　大阪府八尾市美園町 2-18-1　医療法人はぁとふる　八尾はぁとふる病院通所リハビリテーション

活上において必要な買い物，必要最低限の外出などを維持目標としつつ，他府県への移動を伴う旅行や集団の場となるサークル活動への参加などは地域の感染状況を見据えて目標設定すると良いだろう．地域の感染状況において短期目標としては実現困難な場合は，代わる目標がないかを検討しておく．自宅内での生活維持・改善を目標にする場合は自宅内でのトイレ動作などを維持目標としつつ，介護サービスで担っている入浴や昼食提供など家族負担軽減の目標が自粛・営業休止となった場合でも維持できるようにしておく．このため，営業休止を想定した家族の介護力・地域資源の確認，営業休止した場合にどの介護サービスがすぐに必要となるか介護支援専門員と検討しておく必要がある．

3．緊急連絡先の確認

営業時間中のみならず営業時間外でもつながる利用者や家族の連絡先を確認しておく．介護支援専門員からの情報も参考にリスト化しておくと良いだろう．

4．キーパーソンの確認

利用開始時から期間が経過すると，キーパーソンが変化する可能性がある．介護支援専門員とともにキーパーソンを適時確認しておくと良いだろう．

5．介護支援専門員との連携

土曜日の夜に営業休止が決定する場合など，タイミングによっては介護支援専門員と直接連絡が取れない場合も想定される．その場合の連絡方法を介護支援専門員と確認しておく．また普段から通所リハビリテーションが利用できない場合を想定した介護サービスを相談しておくことも大切である．

6．他通所介護との連携

自事業所が営業休止した場合，入浴や昼食，薬の確認などを通所リハビリテーションで実施していれば生活維持に直接影響が及ぶ．このため普段から他通所介護を併用するなどの対策も検討・実行しておくことが大切である．サービスを併用している通所介護が営業休止した場合は，その利用曜日も含めて追加利用していくなど，協力体制を取れるよう普段から緊密な連携をはかることが求

められる．

利用自粛・営業休止時に行うアプローチ

利用自粛や営業休止した場合でも利用者・家族の理解を得られ，直接利用者宅へ伺うことができれば，運動量の維持や入浴サービスなどの実施が可能な場合もあるだろう．しかし，コロナ禍での場合は人との接触が難しいため，自宅へ伺うことがそもそも困難な場合も多く，自粛している利用者は，よりその傾向が強いと思われる．これらを踏まえて通所リハビリテーションとしてのアプローチを以下にまとめた．

1．利用者への定期的な連絡・電話での状態確認

ただ電話をかけて声を聞くだけではなく，必要な情報を全利用者から漏れなく聞き取れるような評価ツールを用意しておくことが大切である．評価ツールには自宅内での生活状況から屋外での活動状況，他介護サービスを追加で利用されているか，必要なサービスはないか，困りごとはないかなどを聴取していくと良いだろう（図1）．また営業休止当初の連絡のみで生活状況の確認を終わらせるのではなく，少なくとも1週間に一度以上は確認しておくようにしていく．これにより必要なサービスが入っているかの確認や営業再開時の連絡もスムーズに行うことができる．

2．自宅での自主トレーニング提供

自粛・営業休止期間中の運動量を落とさないよう，通所リハビリテーションで実施していた運動を自主トレーニングとして作成・提供することは有効である（図2）．また，自主トレーニングカレンダーを提供し，毎日のモチベーションが下がらないようにすることも大切である（図3）．定期的な電話連絡でも自主トレーニングカレンダーが有効に使われているかどうか確認し，自宅での運動量が低下しないようにする．自主トレーニングやカレンダーは，直接利用者に会えない場合は利用者・家族へ連絡後に自宅ポストへ投函する．また，利用自粛や営業休止期間が1か月以上になる場合は，新たな自主トレーニングを作成・提供することも大切となる．

状態確認シート

氏名：_____　　確認日：_____　　確認者：_____

確認方法：　□電話　　□訪問

■身体機能

項目	現在の状況		活動への支障	
筋力低下	□あり	□なし	□あり	□なし
麻痺	□あり	□なし	□あり	□なし
感覚機能障害	□あり	□なし	□あり	□なし
関節可動域制限	□あり	□なし	□あり	□なし
摂食嚥下障害	□あり	□なし	□あり	□なし
失語症・構音障害	□あり	□なし	□あり	□なし
見当識障害	□あり	□なし	□あり	□なし
記憶障害	□あり	□なし	□あり	□なし
その他の高次脳機能障害（　　　　　）	□あり	□なし	□あり	□なし
栄養障害	□あり	□なし	□あり	□なし
褥瘡	□あり	□なし	□あり	□なし
疼痛	□あり	□なし	□あり	□なし
精神行動障害 BPSD	□あり	□なし	□あり	□なし

以前と変化した点(行いにくくなった等)

■活動

項目	現在の状況		
寝返り	□自立	□一部介助	□全介助
起き上がり	□自立	□一部介助	□全介助
座位	□自立	□一部介助	□全介助
立ち上がり　椅子から	□自立	□一部介助	□全介助
立ち上がり　床から	□自立	□一部介助	□全介助
立位保持	□自立	□一部介助	□全介助

以前と変化した点(行いにくくなった等)

■確認項目

○健康状態(受診状況)

○居宅の療養環境(家族負担感)

○外出の有無と外出先(他デイ利用中・他者交流含む)

■ADL

項目	自立	一部介助	全介助
食事	10	5	0
イスとベッド間の移乗	15	10	
		5	0
整容	5	0	0
トイレ動作	10	5	0
入浴	5	0	0
平地歩行	15	10	
		5	0
階段昇降	10	5	0
更衣	10	5	0
排便コントロール	10	5	0
排尿コントロール	10	5	0
合計点			

以前と変化した点(行いにくくなった等)

○自主トレーニング実施状況・助言内容

○希望するリハビリテーションサービスの提供内容や頻度等・利用者へのアドバイス・他事業所との共有事項
(お休みでどのような影響があったかどうか)

今すぐの訪問必要　□有

図 1. 電話・自宅訪問で用いる状態確認シート例

3. 自宅への訪問

　自宅への訪問が，本人・家族の了承を得て可能であれば，介護支援専門員と連携しつつ，その利用者のリハビリテーション目標に応じて療法士が自宅へ訪問し生活上の課題や運動量に対して必要なリハビリテーションを実施する．また入浴や昼食など生活上必要なサービスも自宅への訪問が可能であれば実施していく．

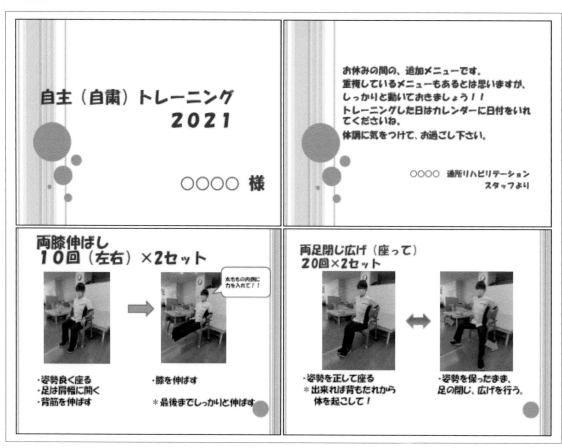

図 2. 自粛・営業休止期間中の自主トレーニングシート例

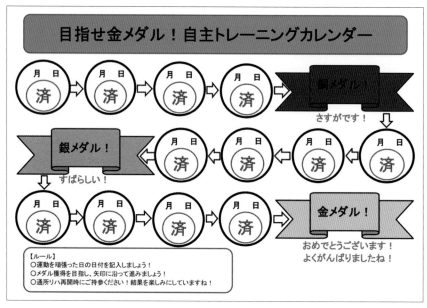

図 3. 自粛・営業休止期間中の自主トレーニングカレンダー例

4．ICT を用いたアプローチ

　家族の協力が得られる場合などは，リモートで映像や画面を見ながらのアプローチも積極的に試すことも考える．この場合は事前に通信料の負担などの確認をしておくと良いだろう．

5．介護支援専門員との連携

事前準備での想定した介護サービスや，電話での状態確認などで聞き取った内容をもとに，必要なサービスを介護支援専門員へ提案し調整してもらう．特に昼食・入浴・薬管理・独居生活の見守りなどが必要な利用者に対しては，他介護サービスの追加がすぐに必要になるため，前項で述べた準備が大切となる．

6．他サービスとの連携

介護支援専門員と連絡が取れなかった場合，併用している通所介護担当者と直接連絡を取るなど，営業休止が利用者に不利益にならないようにする．この場合は事前に介護支援専門員や本人・家族の了承を得ておくことが大切である．訪問介護事業所や訪問看護ステーション，訪問リハビリテーションなどの訪問系サービスへも連絡を取り，生活上の課題確認や必要な運動確認・促しを依頼しておく．

利用復帰時に行うアプローチ

営業休止時の場合，まずは正確な情報をもとに営業再開ができる見通しを本人・家族・介護支援専門員などへ伝える．そして利用復帰・営業再開時は以下のアプローチを実施していく．

1．身体機能の確認

自宅中心での運動が利用自粛・営業休止期間中に実施できていたかどうか，身体機能面での影響をリハビリテーション計画書評価内容や自事業所で実施している身体評価とともに比較する．その評価をもとに必要な運動メニューを再設定し，リハビリテーション目標達成時期の調整などを行う．

2．生活面の確認

トイレ動作や自宅内移動など生活面での影響を確認する．生活機能に影響がみられる場合は積極的に療法士による自宅訪問評価を実施し，介護支援専門員へ必要な介護サービスの提案を行う．

3．家族介護負担の確認

家族への聞き取りも電話や送迎時に行い，本人の様子だけではなく，家族の介護疲れがないかどうかも確認する．介護疲れなどが確認できれば，通所リハビリテーション利用回数の増加や他通所介護の追加利用や短期入所介護などを介護支援専門員とともに検討していく．

4．リハビリテーション目標の見直し

復帰後の身体面・生活面評価をもとに，屋外での生活範囲拡大を目指している場合は，身体機能の評価や地域の感染状況を見据えて目標設定の見直しを行う．自宅内での生活維持・改善を目標とする場合は改めて本人・家族の意向を聞き取りつつ介護支援専門員とも連携しながら，営業休止に伴う介護を経験したことを踏まえて他介護サービスが必要かどうかを検討していく．

5．他介護サービスとの連携

併用して利用している介護サービス事業所と本人の生活状態を共有する．以前と比較して身体機能や生活面に影響がある場合は，他通所介護での運動プログラムの見直しや訪問介護などでの確認を依頼していく．

おわりに

利用者の利用自粛や事業所の営業休止は，通所系サービスでは集団の場となるため想定しておくことが必要となる．またリハビリテーション目標においても，旅行などの目標設定は，未だ現実的な目標とは言い難い面がある．その日に備えての準備と，コロナ禍であってもその人の生活を守ることを目指し，想像力を働かせ我々にできること，できないことを今からアプローチしておくことが大切であると考える．

文　献

1) 山田実(研究代表者)：COVID-19　感染拡大が高齢者の活動に及ぼす影響．国立大学法人筑波大学新型コロナウイルス緊急対策のための大学「知」活用プログラム研究結果報告書，2020.12.1〔https://www.osi.tsukuba.ac.jp/osi/wp-content/themes/osi/pdf/covid19-progressreport-yamada.pdf〕

カラーアトラス

爪の診療実践ガイド

改訂第2版

編集　安木良博（佐賀記念病院／昭和大学）
　　　田村敦志（伊勢崎市民病院）

新刊

2021年6月発行　B5判　274頁
定価7,920円（本体7,200円＋税）

さらに
詳しくはこちら！

大好評書籍の改訂版がボリュームアップして登場！

爪の解剖や年代別特徴などの基礎知識から、画像
診断、各疾患の治療法まで多数の臨床写真をもと
に詳説。
特に過彎曲爪の保存的治療、薬剤による爪障害、
生検の仕方を含めた爪部の病理組織、麻酔・駆血
法についての新項目を加え、各分野のエキスパー
トが初版から症例写真・文献・最新知見の追加等
を行いました！基礎から実践まで徹底網羅した、
爪診療に携わるすべての方必読の一書です！

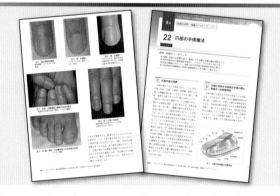

目次

全日本病院出版会　〒113-0033 東京都文京区本郷 3-16-4　Tel:03-5689-5989
www.zenniti.com　　　　　　　　　　　　　　　Fax:03-5689-8030

MB Med Reha **No.268**：**81-86**, 2021

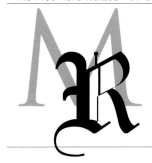

特集／コロナ禍での生活期リハビリテーション─経験と学び─

Ⅲ．通所リハビリテーションの立場から

コロナ禍における通所リハビリテーションの新たな展開

谷口貴子*

Abstract 当法人は通所リハビリテーション2事業所と訪問リハビリテーションを一体的に運営している．通所リハビリテーションは新型コロナウイルス感染症の影響を大きく受け，緊急事態宣言下では利用を控える方が多く，利用者は4割減少した．様々な感染症対策を，フロア内，送迎車など利用者にも協力を得て実施した．利用控えが長期的に継続した利用者には，居宅へ訪問し通所リハビリテーション「出張デイケア」を提供した．状況により訪問リハビリテーションへ切り替えるケースもあった．当事業所は通所リハビリテーションの療法士が訪問リハビリテーションも兼務しているため，訪問リハビリテーションから通所リハビリテーションへの再開のタイミングもはかりやすくスムーズな支援ができた．リハビリテーション会議や研修・講座にオンラインの活用を開始した．通所系サービスの利用控えは「活動」「参加」の場を減らす．コロナ禍，そしてコロナ後の通所リハビリテーションの展開として，他サービス関係者とのオンラインを活用した連携をはかり，利用者の状態に応じた提供体制の工夫を行うことが必要であると考える．

Key words 新型コロナウイルス感染症(SARS-CoV-2；COVID-19)，通所リハビリテーション(outpatient rehabilitation)，訪問リハビリテーション(home visit rehabilitation)，居宅訪問(home visit)，オンラインリハビリテーション会議(online rehabilitation conference)

事業所紹介

当事業所は兵庫県西宮市にあり，通所リハビリテーションを2か所と，訪問リハビリテーションを一体的に運営している．

西宮市は人口約48万人で，65歳以上高齢者が約11万人(高齢化率23%)，うち介護認定者数は2.2万人(20%)であるが，通所リハビリテーションのサービス提供割合は3.6%(全国平均5.2%)，訪問リハビリテーションは1.2%(全国平均1.2%)と通所リハビリテーションの提供は少ない．

西宮協立デイケアセンターほほえみは，3時間以上4時間未満のサービス提供で，入浴・食事なし，要支援～要介護1(平均介護度1.21)，自立度の比較的高い方が利用されている．西宮協立デイケアセンター第2ほほえみは，6時間以上7時間未満のサービス提供で，食事・入浴あり，要介護2～4(平均介護度2.63)，の中重度介助の方が多く利用されている．

西宮協立訪問リハビリテーションほほえみは，利用者の5割が通所リハビリテーションと訪問リハビリテーションを一体的に利用しており，通所リハビリテーションで支援している療法士が訪問リハビリテーション担当も兼務している．また当通所リハビリテーションは，リハビリテーションマネジメントの要件である利用開始時の居宅訪問はもとより，転倒や状態変化時には必要に応じ積極的に取り組んでおり，居宅訪問時には療法士に介

* Takako TANIGUCHI，〒663-8245 兵庫県西宮市津門呉羽町10-13 西宮協立デイケアセンターほほえみ，所長／西宮協立デイケアセンター第2ほほえみ，所長／西宮協立訪問リハビリテーションほほえみ，所長

護福祉士も同行し，動作や環境の評価および助言を行い「通所と居宅をつなぐ」ことを意識し活動している．

新型コロナウイルス感染症の当事業所への影響

1．コロナ前の通所リハビリテーション

コロナ前は，通所リハビリテーションは3密（密閉，密集，密接）状態での運営を行ってきた．集団体操では，スタッフと利用者が掛け声を出し活気のある雰囲気の中で運動することや，テーブルに向かい合って着席し，利用者同士共通の話題を見つけて仲間づくり，役割づくり，居場所づくりとなるように社会参加の支援を担っていた．さらに，送迎車は複数の利用者宅と事業所間を運行し，その車内はコミュニケーション向上や，情報収集の機会の場となっていた．

2．新型コロナ感染拡大当初の状況

1）感染への不安と利用自粛

当事業所は，2020年2月に発生した関西での新型コロナウイルス感染症の発症と，近隣の通所サービスや病院におけるクラスター発生が大きく報道で取り上げられた地域とそう遠くはなかった．さらに従来のサービス提供が3密にあたるというリスクに対して，感染するのではという利用者・家族の不安が大きくなった．その結果，3月頃より利用を控える人が増え始め，4月の緊急事態宣言発出時には急増した．特に自立度の高いほほえみでは，約4割の利用者が欠席するに至った．自宅での入浴が困難な方や，独居で昼食が必要な方の利用が多い第2ほほえみでも約3割の利用者が欠席した．積極的にリハビリテーションが必要な時期の方であっても，感染への不安や徐々に欠席者が増えていく周囲の様子をみて，芋づる式に欠席していくようになった．新型コロナという未知の感染症への対策は，医療機関ですら手探りの状況であり，介護事業所，施設においてはなおさらであった．

2）感染対策開始時

感染対策として，法人の感染対策室の指導のも

と，まずスタンダードプリコーションの周知に努めた．職員・利用者ともに手洗い，マスクの着用を徹底した．利用者の中にはマスク着用を嫌がる方もおられたが，その都度必要性を説明した．しかし感染を不安視する家族やケアマネジャー（以下，ケアマネ）から，行政に対し「利用者にマスクをしていない人がいる」と連絡をされ，行政から市内全サービスに対しマスク着用の指導されることもあった．マスクを持参されない方には感染対策を説明し，マスクを提供して着用していただいた．この時期は社会全体でも，マスク着用ひとつに対しても混乱している状況であった．

コロナ禍の感染対策の工夫

1．通所リハビリテーションにおける感染対策

当通所リハビリテーションでは，3密を避けるために様々な対策を講じた．

通所フロア内では，到着時に手洗いを必ず行うような動線の変更と，利用者間の距離が保てるようにレイアウト変更を行った．また，多数の利用者が触れる場所は一斉に除菌清掃を行う時間を設け，繰り返し手洗いを促した．さらに，自立度の高い方には，机やマシンなど使用後に自ら消毒清掃ができるように環境整備をした．その他，食事，入浴，送迎車など，各場面においての対策を細やかに設定した．利用者の家族は通所の環境を見ることができないため，事業所内の感染対策の資料を作成し配布した．さらに，ケアマネへも同じ案内資料を送付し，感染対策状況を周知し理解と協力を依頼した（図1）．以降，第2波・第3波時に感染対策方法を更新，追加するたびにお知らせを配布した．繰り返し周知をはかることで，利用者・家族の感染対策への理解を深め，安心して利用していただくことができるように努めた．

2．通所リハビリテーションのサービス提供体制の工夫

1）通所リハビリテーションの臨時的な対応（自宅でデイケアを提供，通称「出張デイケア」）

西宮協立デイケアセンター
ほほえみ・第2ほほえみの新しい生活様式

当事業所では、皆さまが安心してご利用いただけるように「新しい生活様式」を参考に、当面の間、**ご利用人数を25%縮小して**運営を継続いたします。
利用者さまにはご不便をおかけすることがあるかと思います。
また、ケアマネジャー様もご理解ご協力のほど、よろしくお願いいたします。

～ご利用時の変更点、留意点、お願いしたいこと～

①体調不良時には欠席お願いします

利用前日、当日には体温・体調の確認をしてください。
以下の場合には欠席をしてください。
・風邪様症状、倦怠感がある場合。
・発熱後、薬を使用せず解熱し24時間以上経過していない場合。

②マスクは必ず着用お願いします

必ずマスク着用をお願いします。
ご協力いただけない場合には、
ご利用をお断りすることもあります。

他利用者様との会話をされるときには、
必ずマスク着用をお願いします

※マスクはご自宅で準備をお願いします。
　もし、お忘れになられた時には、
　有料（1枚50円）にて緊急的に提供致します。

③レイアウト・スケジュールを変更します

リハビリ時、休憩時の密接を回避するため、
フロア全体のレイアウトを変更し、
体操などのスケジュールを変更します。

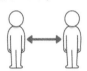

マシンの順番や休憩の席など、スタッフの誘導にはご協力お願いします。

④クリーンタイムを継続します

皆さまが共有して触る物が多い場所ですので、
こまめな手洗いを積極的にお願いします。
送迎中は窓を開け、フロアでは定期的に換気を継続します。
衣類の調整ができるようご準備ください。

⑤食事おやつ提供方法の変更

ほほえみは、6月1日よりおやつ提供は中止いたします。
第2ほほえみは、食事の席を離す工夫をし、指定席を廃止致します。

感染症拡大防止にご協力ください

【ケアマネジャー様へのお願い】

今後、当事業所では**通所リハビリテーションとしての役割・機能を基本とし**運営致します。
例えば、「退院直後」「回復が見込める時期の方（廃用症候群）」「状態が不安定」「進行性疾患」などの方は優先対象とさせていただきます。
リハビリテーションが必要な方をスムーズに受け入れするため、<u>リハビリテーションの目標を達成された方、生活機能や心身機能が安定している方、維持できると判断した方</u>については、利用回数の見直しや、修了（卒業）、他サービスへの移行などをご相談させていただきます。無理なお願いをする場合も生じるかもしれませんが、何卒ご理解ご協力のほど、よろしくお願いいたします。

お問い合わせ　西宮協立デイケアセンター　ほほえみ　　tel 0798-36-6780
　　　　　　　西宮協立デイケアセンター　第2ほほえみ　tel 0798-33-3501

図1. 「新しい生活様式」についてのお願い(2020年5月25日発行版)

厚生労働省事務連絡 2020 年 3 月 6 日付「新型コロナウイルス感染症に係る介護サービス事業所の人員基準等の臨時的な取扱いについて（第 4 報）」より，通所サービスの事業所の職員による利用者の居宅への訪問によるサービス提供が可能とされた．そこで当事業所では「出張デイケア」と称し，通所リハビリテーションを長期的に欠席し，かつリハビリテーションの継続が日常生活の自立支援に不可欠な利用者について，居宅へ訪問し通所リハビリテーションを提供することとした．通所リハビリテーション職員は以前より居宅訪問を積極的に行ってきたため，職員の反発や抵抗はなかった．また，訪問リハビリテーションのマニュアルや物品を共有したことでスムーズに開始できた．

「出張デイケア」は，サービス提供を 1 時間以上 2 時間未満とし，実施職員は療法士に限らず介護福祉士も訪問した．リハビリテーション計画に基づき，通所リハビリテーションで指導していた自主練習の実施状況を確認し，居宅環境に応じた内容や負荷量の変更も行った．経過中，通所リハビリテーションでなじみの関係にあった他利用者が通所リハビリテーションを再度利用されていることや，当事業所の感染対策方法の具体的な内容を情報提供することで，タイミングを逃すことなくスムーズに通所リハビリテーションの再開支援ができた．その結果，長期的な自粛による活動性低下を予防することにもつながったと思われる．

2020 年 6 月緊急事態宣言解除後に通所リハビリテーションの利用者数は緩やかに回復し，これに伴い通所リハビリテーションの職員数も必要となり，職員の外出が難しい状況となった．そこで「出張デイケア」は 2020 年 6 月末までで一旦修了とし，その後も継続が必要な利用者については，訪問リハビリテーションへの切り替えの提案を行った．しかし，2021 年 3～6 月の第 4 波に伴う緊急事態宣言時には再び利用控えが増加したため，長期利用控え者に対し再度「出張デイケア」を提供した．この臨時的な対応は，行政通知に「感染症等の状況により修了する」とあり，いつまでも継続でき

る制度ではないが，今後も必要に応じて「出張デイケア」は提供していくことになると考える．

2）訪問リハビリテーションへの切り替え

「出張デイケア」は，あくまでも臨時的な対応である．居宅訪問時に毎回，評価と見直しが必要な方や，通所リハビリテーションの長期休みによって活動性が低下したり，転倒したりする利用者もいた．その場合には，感染リスクと廃用リスクを踏まえたうえで訪問リハビリテーションへの切り替えの提案を行った．感染への不安から訪問サービスを控えていた方もいたが，通所リハビリテーションで支援していた療法士が訪問することを説明すると，「なじみのある職員が来てくれるなら安心」とコロナ禍でも通所リハビリテーションから訪問リハビリテーションへの切り替えの受け入れは比較的良好であった．その後，通所リハビリテーションは不安だが訪問リハビリテーションは希望するという方が増えてきた．その結果，当事業所の訪問リハビリテーション利用者数は，2019 年度に比較し 2020 年度は約 2 倍に増加した．

3）訪問リハビリテーションから通所リハビリテーションへの再開支援

通所リハビリテーションから訪問リハビリテーションへ切り替えた利用者には，あらかじめ訪問リハビリテーション開始の計画説明時に，通所リハビリテーションに復帰できる状態や時期を具体的に目標に落とし込み，支援した．経過中，地域の感染発生状況と対象者の回復状況を総合的に評価し，通所リハビリテーション再開のタイミングをはかりながら介入した．コロナ禍ではケアマネは訪問を控えることが多くなり，利用者の生活状況や意向確認が行い難い状況になっていた．訪問リハビリテーション担当療法士は，リハビリテーション実施状況の報告に加え通所リハビリテーション再開について利用者の意向を伝えるなど，ケアマネとの連携をはかることが多くなった．この経験が，サービス提供の気づきと学びの機会となり，現在もこの関係は継続し，療法士はケアマネ，利用者へ訪問リハビリテーションから通所リ

ハビリテーションへの移行を必要な時期に提案することが増えている.

3．会議・研修へのオンラインの導入，活用

1）リハビリテーション会議オンライン化への加速

当事業所はコロナ前よりリハビリテーション会議を，通所リハビリテーション施設や自宅で開催し，他サービス関係者と顔がみえる連携を行っていた．しかし2020年2月の感染拡大傾向を受け，リハビリテーション会議は対面から書面での情報共有に切り替えた.

そのようななか，「出張デイケア」対象者に，リハビリテーション計画書の更新月かつリハビリテーション会議が必要な方もいたため，「出張デイケア」時の居宅にてオンラインリハビリテーション会議を試行した．当事業所の医師より「自宅の環境がわかり，助言しやすい」と好評で，利用者からは，「画面でも職員に会えて嬉しい」と，新しい取り組みに対して受け入れが良かったため，居宅での「オンラインリハビリテーション会議」を積極的に活用することとした．会議には，Zoom WEB会議システムを使用した．その後，通所リハビリテーション，訪問リハビリテーションのリハビリテーション会議にも導入し，必要に応じ利用者の居宅にてオンラインリハビリテーション会議を行っている.

2020年7月にケアマネへ，オンライン会議の環境整備と参加の意向についてアンケートを実施した．結果は，オンライン会議の環境がある75%，環境がない25%．オンライン会議に参加したことがある46%，使ったことがない54%．オンラインでのリハビリテーション会議を希望する55%，希望しない45%であった．まだオンライン会議が普及していなかったことがわかる．その中でオンライン会議を希望するケアマネへ連絡をとり，Zoomアプリのダウンロードと使い方の伝達，リハーサルを経て，実際にオンラインリハビリテーション会議を実施した．初めてオンライン会議を経験したケアマネからは，「移動時間がなく効率的になった」「オンラインでも顔が見えるので支障がなかった」など前向きに取り入れてもらえる反応であった．その後，オンライン会議にケアマネも参加するようになってきている.

2）コロナ禍でのケアマネ向け講座

通所リハビリテーションは加算が複雑で，常にケアマネから制度に関する問い合わせが寄せられてきた．当事業所では少しでも通所リハビリテーションについての理解を深めていただくため，毎年ケアマネ対象の講座を行っていたが，今回はYouTubeを活用した講座へ切り替えた．視聴後アンケートでは，「加算の理解が深まった」「参加しやすかった」と好評であった．今後も，YouTubeの講座を継続していきたいと考えている.

現　在

新規感染者数の減少や感染対策の徹底から，通所リハビリテーションの利用者数は2021年3月まで緩やかに回復傾向にあったが，4月の緊急事態宣言で再び利用者が減少している．また2021年7月にはワクチン接種後の副反応のため臥床した影響で，機能低下や転倒などが生じ通所リハビリテーションを休止となる方がおり，必要に応じて訪問リハビリテーションに切り替えの対応をしている.

変異株ウイルスの増加やリバウンド現象など依然として予断を許さず，感染が収束しコロナ後となるには時間がかかると思われる．通所リハビリテーションの利用控えは「活動」「参加」の場を減らすため，引き続き通所リハビリテーション，訪問リハビリテーションの運営に工夫が必要である.

まとめ

今回の経験から，新たな感染症や災害が発生した場合に，通所リハビリテーションができることとしての「出張デイケア」や訪問リハビリテーションへの切り替えは，事業所の強みとなることがわかった．さらに関係者への速やかな説明と広報は，理解と協力を得ることができ，各サービスの

導入が円滑になる．また，オンライン会議などは事業所と利用者・家族，ケアマネなどとの情報共有に有用であり，コロナ後の状態でも続けるべき一つのツールである．

コロナ禍，コロナ後の通所リハビリテーションの展開として，他サービス関係者とのオンラインも活用した連携をはかり，利用者の状態に応じたリハビリテーション提供体制の工夫を行うことが必要であると考える．

MB Med Reha **No.268**：**87-91**, 2021

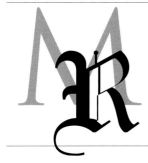

特集／コロナ禍での生活期リハビリテーション─経験と学び─

Ⅲ．通所リハビリテーションの立場から

当事業所における感染対策とサービス提供の工夫

佐々木海人*

Abstract 当事業所は回復期リハビリテーション病院を母体とする通所リハビリテーション事業所である．COVID-19 の感染対策は当院の感染対策委員会の指示に基づき実施しており，基本的な感染対策に加えて，出勤時には事業所の入り口での新規マスクへの交換など，感染リスクを最小限にする取り組みを早期から行っている．加えて，食事は職員・利用者ともに家族（同居者）とのみ可としており，安心・安全に利用できるように留意している．一方，当事業所の利用者は約半数が送迎車を利用しておらず，それも関連して利用控えが多数みられた．これにより身体機能の低下が危惧されたため，自主トレーニング表の郵送などの対策を早期に講じた．今後はポストコロナを見据えて，具体的な介入方法をさらに検討し，目標達成に向けて一層精進する必要がある．

Key words 通所リハビリテーション（outpatient rehabilitation），新型コロナウイルス感染症（COVID-19），感染対策（infection control）

当事業所の紹介

谷津居宅サービスセンター（以下，当事業所）は，東京湾岸リハビリテーション病院（以下，当院）を母体とする通所リハビリテーション事業所である．サービス提供時間は 3 時間以上 4 時間未満で，1 日 2 クール制（午前・午後）を実施している．当事業所は理学療法士 6 名，作業療法士 7 名，言語聴覚士 1 名（週 4 日・病院外来兼務）を配置しており，運営基準は利用者：リハビリテーション専門職が 100：1 の配置のところ，概ね 5：1 となるように配置している．また，要支援 1～要介護 2 までの利用者が約 9 割を占めており，比較的軽度な方が多く利用している．このため，送迎車の利用は約半数にとどまっており，公共交通機関を利用して通所される方や，自宅などから歩いて通所される方も多い．

当事業所の最大の理念は「良くする」ことであ

り，「自ら動くリハビリテーション」を重要視している．その一環として，サーキットトレーニングを用いた運動プログラムを取り入れている．サーキットトレーニングとは一般的に，異なる種目や種類の運動を順番に行う運動のことを指す．当事業所では，リハビリテーション専門職が利用者ごとにプログラムを作成し，1 人ひとりの目標や評価結果に基づいた訓練を実施している．また，利用時間以外の過ごし方も重視しており，自宅などで目標達成に向けた効果的な過ごし方の共有，自主トレーニングの方法や回数の検討などを絶え間なく行っている．前提として，生活で実行することを目的としたリハビリテーションという共通認識の下で介入を行うように，全職員で心がけている．

さらには，当事業所の最大の特徴として，定期的に多画的なリハビリテーション評価を実施している．COVID-19 感染拡大以前は当院の計測機器

* Kaito SASAKI，〒 275-0026　千葉県習志野市谷津 4-1-1　東京湾岸リハビリテーション病院リハビリテーション部作業療法科，副主任

表 1. 当事業所で実施している評価一覧
（感染対策により一部未実施）

心身機能	Stroke Impairment Assessment Set(SIAS) Fugl-Meyer Assessment(FMA) Box and Block Test(BBT) 下肢筋力検査 握力 身長・体重 痛み
活　動	歩行能力(10 m 歩行テスト) バランス検査(重心動揺検査, Timed UP and Go Test) 30 秒椅子立ち上がりテスト(CS30) Five-Times-Sit-to-Stand-Test(FTSS) Functional Independence Measure(FIM) Barthel Index(BI)
参　加	Life Space Assessment(LSA) Frenchay Activities Index(FAI) Motor Activity Log(MAL)

を使用し，下肢筋力検査や重心動揺検査などを実施していたが，感染拡大以降は COVID-19 の感染対策としてゾーニングを行っており，事業所内で行える評価のみ実施している．詳細は**表 1**のとおりで，心身機能評価では Stroke Impairment Assessment Set(SIAS)や Fugl-Meyer Assessment(FMA)，活動・参加の評価は ADL 評価の Functional Independence Measure(FIM)をはじめ，IADL 評価の Frenchay Activities Index (FAI)，生活空間の広がりを評価する Life Space Assessment(LSA)などを行い，各評価によって実施頻度は様々である．これらの評価結果を利用者などにフィードバックを行い，リハビリテーション会議などでリハビリテーション目標を検討している．

当事業所の感染対策

当事業所では，当院の感染対策委員会の指示に基づき COVID-19 の感染対策を実施している．ここでは，「職員」「利用者」それぞれにおいて実施している対策について述べる．なお，記載内容は 2021 年 7 月時点までの対策であることにご留意いただきたい．

1. 職員の感染対策

すでに周知の通り，COVID-19 は飛沫感染，接触感染が主な感染経路とされている．また，いわゆる 3 密(密集・密閉・密室)を避けることも重要となり，基本的な感染対策は十分な換気やマスク着用，こまめな消毒など多くの方が実施している内容と同様である．

COVID-19 は，特にマスクを外した状態での会話によって感染の可能性が増加するといわれている．当事業所では一般的な感染対策として，兼ねてより業務中はサージカルマスクを着用している．さらに，COVID-19 感染拡大以降からはマスク未着時の会話禁止，出退勤時におけるマスク着用を実施している．また，新型コロナウイルスがサージカルマスクの表面に付着した場合，約 7 日間消滅しないことが香港大学の研究によって明らかとなっている[1]．よって，出勤時に装着しているマスクをそのまま事業所内で使用した場合，新型コロナウイルスを侵入させる機会となり得ることがわかった．当事業所では，出勤時に装着しているマスクを事業所の入り口で破棄し，手指のアルコール消毒を実施した後，新品のサージカルマスクを装着するようにしている．これにより，事業所内へ新型コロナウイルスが侵入するリスクを軽減させている．

2021 年 1 月に発出された 2 回目の緊急事態宣言からは，全職員に対してサージカルマスクだけではなく，フェイスシールドの着用も義務化した．使用ルールとして，パソコン操作などの他人と接

88

健康チェック表【職員用】　所属：　　　名前：

日付	/	/	/
体温(℃)			
本人症状	感冒用症状		
	その他(下痢・息切れなど)		
	匂いや味がしない		
同居家族	発熱(37.0℃以上)勤め先で新型コロナウィルス感染者がいる		
所属長確認印			

記入例：該当する→○　該当しない→/

健康チェック表　　　　月　　　名前　　　様

毎日、ご記入をお願い致します。「送迎車に乗る前」または「入館前」にお見せ下さい。ご本人・同居者に37.0度以上発熱があった場合、解熱後9日目以降に再開が可能です。風邪症状がある期間は、ご利用をお控え下さい。

平熱を把握させて頂くため、月初めに、当施設にて回収させて頂きます。

日付	1	2	3	4	5	6	7	8	9	10
本人 体温										
本人 風邪症状	有無	有無	有無	有無	有無	有無	有無	有無	有無	有無
同居ご家族 発熱	有無	有無	有無	有無	有無	有無	有無	有無	有無	有無
同居ご家族 風邪症状	有無	有無	有無	有無	有無	有無	有無	有無	有無	有無

日付	11	12	13	14	15	16	17	18	19	20
本人 体温										
本人 風邪症状	有無	有無	有無	有無	有無	有無	有無	有無	有無	有無
同居ご家族 発熱	有無	有無	有無	有無	有無	有無	有無	有無	有無	有無
同居ご家族 風邪症状	有無	有無	有無	有無	有無	有無	有無	有無	有無	有無

日付	21	22	23	24	25	26	27	28	29	30	31
本人 体温											
本人 風邪症状	有無	有無	有無	有無	有無	有無	有無	有無	有無	有無	有無
同居ご家族 発熱	有無	有無	有無	有無	有無	有無	有無	有無	有無	有無	有無
同居ご家族 風邪症状	有無	有無	有無	有無	有無	有無	有無	有無	有無	有無	有無

図 1．健康チェック表

しないとき以外は常時装着することとしている。フェイスシールドは単体使用の場合は感染防止の効果は低いとされているが、マスクと併用した場合は高い感染防止の効果が見込まれている。導入当初は不慣れなこともあり視界の変化などで苦労したが、時間経過とともに問題は解消された。

さらに、食事はマスクを外す状態となり、大きな感染源となっている。当事業所では、食事を摂取する場所を限定し、換気を徹底したうえで、全員が同一方向を向いて座るように環境を設定している。さらに頻回に手指のアルコール消毒を行える環境設定とルールを設けている。

業務時間外の感染対策では、前提として職員に対する感染対策を家族(同居者)にも同様にお願いしている。食事は原則家族(同居者)以外禁止とし、外食は個室空間のみ可としている。その他、3密となる場所へ赴くことを控えるように指導し、休日も含めて毎日2回検温を実施している。健康管理として健康チェック表(図1)を毎日記載している。発症後8日すると感染力は大幅に低下する[2]と報告されていることから、37℃以上の発熱がある場合は、8日間の自宅待機を原則としている。

2．利用者の感染対策

ここでは、利用者に実施している感染対策について紹介する。職員と同様のものも多くあるため、特徴的な内容を抜粋して記載する。

まずは基本的な対策になるが、事業所に入る前に必ずアルコール消毒を行っている。また、職員と同様に毎日健康チェック表の記載をお願いしており、原則は自宅で体温を測定し記載することとしている。健康チェック表で問題ないことが確認できた場合は入室を許可しているが、チェック表の持参を忘れたり、検温を実施できていない場合など、必要に応じてその場で直接検温を実施している。なお、送迎時にも乗車する前は必ずチェック表を確認し、必要に応じて検温を行っている。ちなみに、体温が37℃以上の場合は原則利用を中止し、職員と同様に解熱後8日間経過した後に利用を再開している。これは利用者だけではなく、同居者にも当てはまる。

マスクについては、全利用者にサージカルマスクの着用をお願いしている。もちろんマスクを外した状態の会話は禁止している。

当事業所では食事の提供は行っていないが、自宅などで食事をとる場合には、家族(同居者)以外

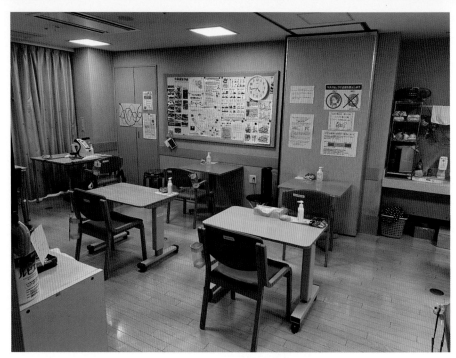

図 2. OT 室（環境設定後）

との食事は控えていただいている．また，利用者本人や家族に海外渡航歴があった場合は，原則2週間の利用を中止するなど，感染リスクが最小限となるようにお願いをしている．以上の感染対策については，利用者および家族に案内文の配布や事業所内に掲示，必要性に応じて直接説明，指導をしながら，感染が拡大しないよう協力をいただいている．その他として，事業所内で水分補給を行う際は，必ずマスクに触れることになるため，その都度手指のアルコール消毒を行っている．

次に3密を避けるため，事業所内の環境設定を変更した．当事業所では兼ねてより机上課題を行う場所（OT 室）を別室に設けている．コロナ禍以前は4名×3グループとなるようにテーブルを設置していたが，対面にならないよう全員が同一方向を向いて座るようなレイアウトに変更した（図2）．また，入退室時には必ず手指のアルコール消毒を実施し，設けている席以上の人数は入室しないように制限している．さらには，対面を避けることが難しい個別の言語聴覚療法やリハビリテーション会議を行う部屋に関しては，パーティションを設置している．さらに，失語症を有する利用者を対象とし，相互コミュニケーションを行う

「失語症デイケア」では，利用者もフェイスシールドを着用し，最近ではハンディスピーカーも導入した．

上記以外の感染対策もあるが，最も大切なことは感染対策の目的を十分に理解いただけるように説明することである．不安感なく利用できるよう，今後も情勢に応じて対策を見直していくことが重要である．

コロナ禍における利用者の身体機能変化

当事業所では1回目の非常事態宣言が発令された2020年4～5月にかけて，利用キャンセルが最も多かった．この期間の出席率は約50％まで落ち込み，利用キャンセルの理由として大半が自らの感染予防であった．いわゆる「利用控え」である．当事業所は公共交通機関を利用して通所される方が多いことも，利用控えが増えたことに関係しているだろう．

そこで当事業所では，COVID-19を理由として利用を控えた利用者に，電話などで状況を確認しつつ，自宅で行う自主トレーニング表を個別に郵送した．コロナ禍以前から生活全般をリハビリテーションとして実施していたため，自主トレー

ニングをより一層行うことに関しては，大きな混乱はみられなかった．必要に応じて訪問リハビリテーションの提案も並行しつつ，利用者の能力低下予防に努めた．

　当事業所では前述の通り，定期的にリハビリテーション評価を実施している．コロナ禍で利用控えが増えたこともあり，1か月以上利用されていない場合は，再開時にも評価を行うこととした．評価項目は**表1**と概ね同様だが，結果は全体的に低下傾向であった．自主トレーニングを継続しても，屋外に出る機会や地域活動に参加する機会が減少したことで，全体像として活動量が低下したことが原因と考えられる．しかし，COVID-19への対策が明確になったことや，当事業所の感染対策を継続したことで，徐々に利用控えは落ち着いてきている．

今後の展望

　COVID-19のワクチン接種が進むことで社会情勢は変化していくと思うが，しばらくは感染対策を講じながら生活を続けることになるだろう．感染が続いている現状（2021年7月現在）では，活動・参加に対する高い目標に対して，具体的な実践練習が行えていない現状がある．例えば，公共交通機関の利用練習やスーパーでの買い物練習などがそれにあたる．ポストコロナでは，目標達成に向けて具体的な活動に対して直接的な介入を実施しつつ，よりレベルの高い生活を獲得できるように精進していきたい．その一環として，生活行為向上リハビリテーションの拡大が考えられる．生活行為向上リハビリテーションは，利用者の活動・参加に焦点を当てた支援を，通所・訪問を組み合わせてできることが特徴[3]である．今般の介護報酬改定にてさらなる活用方法が提示されたが，利用者の目標達成のため重点的な介入を強化し，必要に応じて当該加算を活用していくことを検討している．

　さらには，科学的介護がさらに推進された．データ入力の負担はあるが，フィードバック票を利用しながらSPDCAサイクルを円滑に回せるように，より一層の努力が必要になる．事業所全体としてのシステム構築も必要だが，職員一人ひとりの能力を向上できるよう，教育体制も強化していきたい．

文　献

1) Chin AWH, et al：Stability of SARS-CoV-2 in different environmental conditions. *Lancet Microbe*, 1(1)：e10, 2020.
2) 公益社団法人日本医師会：新型コロナウイルス感染症外来診療ガイド，p.1，2020.
3) 一般社団法人全国デイ・ケア協会(監)：通所リハにおけるリハビリテーションマネジメント実践マニュアル．p.170，中央法規出版，2021.

病院と在宅をつなぐ

好評書籍

脳神経内科の摂食嚥下障害
―病態理解と専門職の視点―

 編著 **野﨑 園子**

関西労災病院 神経内科・リハビリテーション科 部長

2018 年 10 月発行　B5 判　156 頁
定価 4,950 円（本体 4,500 円＋税）

「疾患ごとのわかりやすい病態解説＋13 の専門職の視点からの解説」
在宅医療における脳神経内科の患者の摂食嚥下障害への介入が丸わかり！さらに、Q&A
形式でより具体的な介入のコツとワザを解説しました。在宅医療に携わるすべての方に
お役立ていただける一冊です！

Contents

 全日本病院出版会　〒113-0033 東京都文京区本郷 3-16-4　Tel：03-5689-5989
www.zenniti.com　Fax：03-5689-8030

MB Med Reha **No.268**：**93-97**, 2021

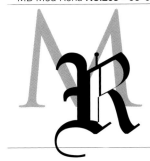

特集／コロナ禍での生活期リハビリテーション—経験と学び—

Ⅲ．通所リハビリテーションの立場から
コロナ禍での通所リハビリテーションの実態と課題

伊藤実那*

Abstract　新型コロナウイルス感染症（以下，COVID-19）が日本国内に流行して1年半以上が経過した．感染の予防として，密閉・密集・密接の「三密」を避けることが推奨されているが，介護保険サービスの一つである通所リハビリテーションは，大勢の高齢者に対して同じ時間帯にサービスを提供するため三密を完全に避けることは難しい．2020年3月には名古屋市から当事業所の地域の通所介護の休業要請があり，さらに4月に初めての緊急事態宣言が発令され，感染予防を目的に通所リハビリテーションの利用を見合わせる利用者が急増加した．通所リハビリテーションの役割である「医学的管理」「心身・生活活動の維持・向上」「社会活動の維持・向上」「介護者等家族支援」は利用者が事業所に通所してはじめてその機能を十分に発揮できる．しかし，コロナ禍の中では通所することは感染リスクが高いと考える利用者も少なくない．当事業所の運営の工夫と課題について報告する．

Key words　新型コロナウイルス感染症（COVID-19），通所リハビリテーション（ambulatory rehabilitation），感染対策（infection control），平均利用者数（average number of users），利用の見合わせ（postpone use）

はじめに

　新型コロナウイルス感染症（以下，COVID-19）が日本国内に流行して1年半以上が経過した．我々の日常生活はCOVID-19が流行する前と比べて大きく変化し，様々な「新しい生活様式」が生まれ，順応しながら生活している．感染の予防として，密閉・密集・密接の「三密」を避けることが推奨されているが，介護保険サービスの一つである通所リハビリテーションは，大勢の高齢者に対して同じ時間帯にサービスを提供するため三密を完全に避けることは難しい．また，食事や入浴ではマスクを着用することができず，さらに，認知症を患っている利用者も多く，一般的に推奨される感染対策をすべて行うことは非常に難しい．そんな中，2020年12月に当事業所の利用者が

COVID-19に感染した．発症するまでの間（無症状の間）に当事業所を利用しており，入浴・食事・リハビリテーションを提供していたが，クラスターは発生せずに経過した．感染対策として様々な工夫を行っていたことによりクラスターを防ぐことができたと思われるが，その一方で，COVID-19が流行する前と比べて利用者の目標に合わせた支援が十分に行えているとは言い難い．コロナ禍で当事業所がどのような工夫をしながら運営したのか，また，どのようなことが課題なのかについて報告する．

当事業所の紹介

　医療法人財団善常会の通所リハビリテーションは，名古屋市南区にある善常会リハビリテーション病院（回復期リハビリテーション病棟（96床））

* Mina ITO, 〒457-0046　愛知県名古屋市南区松池町1-11　医療法人財団善常会　善常会リハビリテーション病院リハビリテーション部，主任／医療法人財団善常会　通所リハビリテーション新規窓口

	善常会リハビリテーション病院		老人保健施設シルピス大磯	
	1～2時間	6～7時間	3～4時間	6～7時間
定 員	20名×4クール	40名	43名	
営業日	月～日(365日)		月～土(1月1日を除く)	
平均利用者数 (2021年5月実績)	28.3人/日 ※4クール合計 6～7時間利用に換算		29.0人/日	
平均介護度 (2021年5月実績)	1.6		2.8	
リハビリテーション マネジメント加算	B-イ		B-イまたはA-イ	

表 1.
事業所の概要

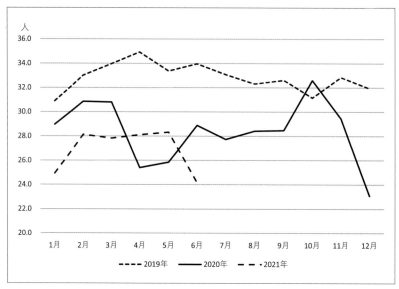

図 1. 通所リハビリテーションの平均利用者数

に併設している通所リハビリテーションで，定員は1日(6～7時間)コースが40名/日と短時間(1～2時間)コースが20名/日の合計60名/日である．2021年5月の平均利用者数は28.3名/日，平均介護度は1.6である(**表1**)．南区は名古屋市の中でも高齢化率が非常に高い地域であり，当法人では通所リハビリテーション以外にも，老人保健施設・訪問看護ステーション・居宅介護支援事業所などを運営している．

老人保健施設シルピス大磯は，善常会リハビリテーション病院の路地を挟んで真横にあり，定員が43名の通所リハビリテーションが併設されている．数年前までは2つの事業所で新規利用者の受け入れを別々に行っていたが，2019年7月より一括した新規利用者の受け入れ専用の窓口を開設した．窓口の担当者は理学療法士と看護師が担っ

ており，利用者のニーズだけでなく，リハビリテーションに関する視点や看護的な視点を取り入れた受け入れを行っている．

COVID-19と
通所リハビリテーションの利用者数(図1)

COVID-19の感染者が日本国内で初めて発見されたのは2020年1月であり，愛知県で最初に感染者が確認されたのは2020年2月であった．その後，名古屋市緑区の通所介護の事業所でクラスターが発生したことを受け，名古屋市から2020年3月6日に緑区と南区の126の通所介護事業所に2週間の休業要請が出た．

要請後に次々と通所介護が休業したが，通所リハビリテーションは休業要請には含まれておらず，感染対策をしながら営業を継続した．しかし，

た．短時間コースの利用者は元々リハビリテーションのみを希望して利用していたため，感染予防とリハビリテーションを天秤にかけた結果，感染予防を重視したものと考えられる．

通所リハビリテーションは利用者が事業所に通所してはじめてその機能を十分に発揮できる．しかし，コロナ禍の中では通所すること自体が感染予防のためには難しいと考える利用者も少なくない．したがって，事業所に通所せずとも行える支援を導入する必要性があると感じた．例として，電話だけではなくオンラインの活用や，利用がなくとも居宅訪問を実施したり，訪問サービスに同行したりといった今までにはあまり行うことがなかった取り組みを導入することも必要だと考える．

おわりに

2021年7月現在，COVID-19のワクチン接種が徐々に進んでいる．しかし，変異型ウイルスの感染も広がっており，全国の感染者数は波が大きく第5波の訪れとも言われている．今後も当面コロナ禍の中でのサービス提供になる可能性が高い．利用者が安心してサービスを利用できるように感染対策を徹底して行いつつ，通所リハビリテーションの役割を果たせるように，今までにない新たな取り組みを模索していきたい．

文　献

1) 一般社団法人全国デイ・ケア協会：通所リハにおけるリハビリテーションマネジメント実践マニュアル，中央法規，2021.
2) 一般社団法人全国デイ・ケア協会：「活動・参加」に向けたリハビリテーションマネジメントありかたマニュアル，2010.
3) 一般社団法人全国デイ・ケア協会：リハビリテーション実践マニュアル，2016.

Monthly Book
リハビリテーション専門雑誌
「メディカル リハビリテーション」

MEDICAL REHABILITATION

好評号

足のリハビリテーション診療
パーフェクトガイド

No.254
増大号

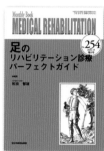

◆ 編集／和田 郁雄 (愛知淑徳大学教授)
2020年10月発行　定価4,400円 (本体4,000円＋税)

足の解剖・運動学的特徴などの基本的知識から、画像診断、
足の疾患・病態と臨床に使える知識まで、足のリハビリテーション診療
にかかわる諸問題を網羅。丸ごと一冊お役立ていただけます！

目次

- リハビリテーション医療に必要な足関節・足部の機能解剖学
- リハビリテーション医療に必要な足関節・足部における
  バイオメカニクス
- リハビリテーション医療に必要な足関節・足部の画像診断法
- リハビリテーション医療で使える足関節・足部の疾患や障害へ
  の超音波断層法の応用
- 脳性麻痺による足部変形の整形外科治療と術前後
  リハビリテーション治療
- 脊髄損傷に伴う足部ケアとリハビリテーション医療
- 痙性麻痺足に対する痙縮治療の現状
- 痙性麻痺足に対する最新の治療 ―体外衝撃波による痙縮治療―
- 二分脊椎・脊髄髄膜瘤による足部障害，歩行機能障害への対応
- 末梢神経疾患や筋疾患（シャルコー・マリー・トゥース病など）
  による足部障害および足部の障害に対するリハビリテーション治療
- 足関節および足部のスポーツ傷害に対する保存療法の実際
- アキレス腱断裂に対する保存療法および縫合術後の
  リハビリテーション治療
- 足部軟部組織障害（アキレス腱症など）に対する
  リハビリテーション治療

- 足関節外側靱帯損傷に対するリハビリテーション治療
  ―再受傷予防を目指して―
- 足関節果部骨折・脱臼骨折に対する整形外科的治療後の
  リハビリテーション治療
- 足部・足関節疾患の整形外科的治療後の
  リハビリテーション治療のポイント
- 外反母趾に対する運動療法（母趾外転筋運動訓練）
- 足趾・前足部障害に対するリハビリテーション治療
- 変形性足関節症に対する運動療法
- 成人期扁平足への対応
- 小児期扁平足への対応
- 糖尿病および末梢血管障害による足部障害への対応
- 関節リウマチに伴う足趾，足部の変形や障害に対する整形外科
  およびリハビリテーション治療
- 足関節および足部の障害に対する装具治療（療法）の現状と
  処方上のポイント
- 靴選びのポイント ―靴の構造と機能―

膝関節リハビリテーション診療
マニュアル

No.258

◆ 編集／津田 英一 (弘前大学教授)
2021年2月号　定価2,750円 (本体2,500円＋税)

疾患・手術別に膝関節のリハビリテーション治療の手技を解説。
トレーニング方法は写真にてご紹介。初心者から上級者まで、
実践的にお読みいただけます！

主な目次

解剖・バイオメカニクス／診断／リハビリテーション治療の基本手技／膝伸展機構障害／膝前十字靱帯再建術／半月板損傷治療
膝関節軟骨損傷／変形性膝関節症／膝周囲骨切り術／人工膝関節全置換術（TKA）／膝関節周囲悪性骨軟部腫瘍手術

全日本病院出版会
www.zenniti.com

〒113-0033 東京都文京区本郷 3-16-4　Tel:03-5689-5989
Fax:03-5689-8030

『軟部組織損傷・障害の病態とリハビリテーション』書籍連動 Web 講座（全3回）

参加費：3,300円（税込）/各回（zoom による Web 開催）
主　催：株式会社メジカルビュー社

【第1回　腱障害】
日　時：2021年10月19日（火）午後8時〜10時
演　者：小林　匠先生（北海道千歳リハビリテーション大学）総論
　　　　窪田智史先生（東京国際大学）評価・治療
　　　　佐竹勇人先生（阪奈中央病院）ケーススタディ

【第2回　靭帯損傷】
日　時：2021年11月16日（火）午後9時〜11時
演　者：小林　匠先生（北海道千歳リハビリテーション大学）総論
　　　　越野裕太先生（NTT東日本札幌病院）評価・治療
　　　　坂田　淳先生（トヨタ記念病院）ケーススタディ

【第3回　腱板障害】
日　時：2021年12月14日（火）午後8時〜10時
演　者：小林　匠先生（北海道千歳リハビリテーション大学）総論
　　　　戸田　創先生（札幌医科大学）評価・治療
　　　　伊藤　雄先生（整形外科北新病院）ケーススタディ

参加申込方法：下記のURLで申込みサイトにアクセスのうえ，お手続きください。
https://www.medicalview.co.jp/campaign/reha_seminar2021/

第5回　日本安全運転・医療研究会

日　時：2021年12月5日（日曜日）9時25分〜17時
形　式：WEB開催（オンライン＋デマンド配信）
会　長：渡邉　修（東京慈恵会医科大学附属第三病院リハビリテーション科）
テーマ：「安心・安全な交通社会のしくみ」
主なプログラム：運転指導基礎講座（5演題）、特別講演（2演題）、シンポジウム（6演題）、一般演題
一般演題募集：
　研究会HP　https://secretaryart.co.jp/5th_js_sdmc/　より、演題募集用フォーマットから送信ください。
　抄録締め切りは2021年10月30日正午まで。
運営事務局：東京慈恵会医科大学第三病院　リハビリテーション科
　〒201-8601　東京都狛江市和泉本町4-11-1
　TEL：03-3480-1151(代表)
　E-mail：shuwata@jikei.ac.jp

FAX による注文・住所変更届け

改定：2015 年 1 月

毎度ご購読いただきましてありがとうございます.

読者の皆様方に小社の本をより確実にお届けさせていただくために，FAX でのご注文・住所変更届けを受けつけております．この機会に是非ご利用ください．

◎ご利用方法

FAX 専用注文書・住所変更届けは，そのまま切り離して FAX 用紙としてご利用ください．また，注文の場合手続き終了後，ご購入商品と郵便振替用紙を同封してお送りいたします．**代金が 5,000 円をこえる場合，代金引換便とさせて頂きます．** その他，申し込み・変更届けの方法は電話，郵便はがきも同様です．

◎代金引換について

本の代金が 5,000 円をこえる場合，代金引換とさせて頂きます．配達員が商品をお届けした際に，現金またはクレジットカード・デビットカードにて代金を配達員にお支払い下さい(本の代金＋消費税＋送料)．(※年間定期購読と同時に 5,000 円をこえるご注文を頂いた場合は代金引換とはなりません．郵便振替用紙を同封して発送いたします．代金後払いという形になります．送料は定期購読を含むご注文の場合は頂きません)

◎年間定期購読のお申し込みについて

年間定期購読は，1 年分を前金で頂いておりますため，代金引換とはなりません．郵便振替用紙を本と同封または別送いたします．送料無料，また何月号からでもお申込み頂けます．

毎年末，次年度定期購読のご案内をお送りいたしますので，定期購読更新のお手間が非常に少なく済みます．

◎住所変更届けについて

年間購読をお申し込みされております方は，その期間中お届け先が変更します際，必ずご連絡下さいますようよろしくお願い致します．

◎取消，変更について

取消，変更につきましては，お早めに FAX，お電話でお知らせ下さい．

返品は，原則として受けつけておりませんが，返品の場合の郵送料はお客様負担とさせていただきます．その際は必ず小社へご連絡ください．

◎ご送本について

ご送本につきましては，ご注文がありましてから約 1 週間前後とみていただきたいと思います．お急ぎの方は，ご注文の際にその旨をご記入ください．至急送らせていただきます．2〜3 日でお手元に届くように手配いたします．

◎個人情報の利用目的

お客様から収集させていただいた個人情報，ご注文情報は本サービスを提供する目的(本の発送，ご注文内容の確認，問い合わせに対しての回答等)以外には利用することはございません．

その他，ご不明な点は小社までご連絡ください．

株式会社 全日本病院出版会　〒 113-0033 東京都文京区本郷 3-16-4-7 F
電話 03(5689)5989　FAX03(5689)8030　郵便振替口座 00160-9-58753

FAX 専用注文書

5,000 円以上代金引換

ご購入される書籍・雑誌名に○印と冊数をご記入ください

○	書 籍 名	定価	冊数
	まず知っておきたい！がん治療のお金，医療サービス事典 **新刊**	¥2,200	
	カラーアトラス　爪の診療実践ガイド　改訂第2版 **新刊**	¥7,920	
	明日の足診療シリーズI 足の変性疾患・後天性変形の診かた	¥9,350	
	運動器臨床解剖学—チーム秋田の「メゾ解剖学」基本講座—	¥5,940	
	ストレスチェック時代の睡眠・生活リズム改善実践マニュアル	¥3,630	
	超実践！がん患者に必要な口腔ケア	¥4,290	
	足関節ねんざ症候群—足くびのねんざを正しく理解する書—	¥5,500	
	読めばわかる！臨床不眠治療—睡眠専門医が伝授する不眠の知識—	¥3,300	
	骨折治療基本手技アトラス—押さえておきたい10のプロジェクト—	¥16,500	
	足育学　外来でみるフットケア・フットヘルスウェア	¥7,700	
	四季を楽しむビジュアル嚥下食レシピ	¥3,960	
	病院と在宅をつなぐ 脳神経内科の摂食嚥下障害—病態理解と専門職の視点—	¥4,950	
	睡眠からみた認知症診療ハンドブック—早期診断と多角的治療アプローチ—	¥3,850	
	肘実践講座　よくわかる野球肘　肘の内側部障害—病態と対応—	¥9,350	
	医療・看護・介護で役立つ嚥下治療エッセンスノート	¥3,630	
	こどものスポーツ外来—親もナットク！このケア・この説明—	¥7,040	
	野球ヒジ診療ハンドブック—肘の診断から治療，検診まで—	¥3,960	
	見逃さない！骨・軟部腫瘍外科画像アトラス	¥6,600	
	パフォーマンスUP！　運動連鎖から考える投球障害	¥4,290	
	医療・看護・介護のための睡眠検定ハンドブック	¥3,300	
	肘実践講座 よくわかる野球肘　離断性骨軟骨炎	¥8,250	
	これでわかる！スポーツ損傷超音波診断 肩・肘＋α	¥5,060	
	達人が教える外傷骨折治療	¥8,800	
	ここが聞きたい！スポーツ診療 Q&A	¥6,050	
	見開きナットク！フットケア実践 Q&A	¥6,050	
	高次脳機能を鍛える	¥3,080	
	最新　義肢装具ハンドブック	¥7,700	
	訪問で行う 摂食・嚥下リハビリテーションのチームアプローチ	¥4,180	

バックナンバー申込（※ 特集タイトルはバックナンバー 一覧をご参照ください）

◉メディカルリハビリテーション（No）

No＿＿＿＿　　No＿＿＿＿　　No＿＿＿＿　　No＿＿＿＿　　No＿＿＿＿

No＿＿＿＿　　No＿＿＿＿　　No＿＿＿＿　　No＿＿＿＿　　No＿＿＿＿

◉オルソペディクス（Vol/No）

Vol/No＿＿＿　Vol/No＿＿＿　Vol/No＿＿＿　Vol/No＿＿＿　Vol/No＿＿＿

年間定期購読申込

◉メディカルリハビリテーション　　　　　　No.　　　　　　　から

◉オルソペディクス　　　　　　Vol.　　　　No.　　　　から

TEL：　　（　　　）　　　　　FAX：　　（　　　）

ご住所　　〒

フリガナ

お名前　　　　　　　　　　　　　　　　　　　　　要捺印　診療科目

FAX 03-5689-8030 全日本病院出版会行

年　　月　　日

住 所 変 更 届 け

お 名 前	フリガナ	
お客様番号		毎回お送りしています封筒のお名前の右上に印字されております8ケタの番号をご記入下さい。
新お届け先	〒　　　　都道府県	
新電話番号	（　　　　）	
変更日付	年　月　日より	月号より
旧お届け先	〒	

※ 年間購読を注文されております雑誌・書籍名に✓を付けて下さい。
- ☐ Monthly Book Orthopaedics （月刊誌）
- ☐ Monthly Book Derma. （月刊誌）
- ☐ 整形外科最小侵襲手術ジャーナル （季刊誌）
- ☐ Monthly Book Medical Rehabilitation （月刊誌）
- ☐ Monthly Book ENTONI （月刊誌）
- ☐ PEPARS （月刊誌）
- ☐ Monthly Book OCULISTA （月刊誌）

各号の詳細は弊社ホームページでご覧いただけます．
☞www.zenniti.com/

※各号定価 2,750 円（本体 2,500 円＋税）（増刊・増大号を除く）

編集主幹：宮野佐年　医療法人財団健貢会総合東京病院
　　　　　　　　　　リハビリテーション科センター長
　　　　　水間正澄　医療法人社団輝生会理事長
　　　　　　　　　　昭和大学名誉教授

No.268　編集企画：
宮田昌司　一般社団法人 日本訪問リハビリテーション
　　　　　協会会長
岡野英樹　一般社団法人 全国デイ・ケア協会理事

Monthly Book Medical Rehabilitation　No.268

2021 年 11 月 15 日発行（毎月 1 回 15 日発行）
定価は表紙に表示してあります.

Printed in Japan

発行者　末　定　広　光
発行所　株式会社　全日本病院出版会
〒 113-0033　東京都文京区本郷 3 丁目 16 番 4 号 7 階
　　　　　電話（03）5689-5989　Fax（03）5689-8030
　　　　　郵便振替口座 00160-9-58753

Ⓒ ZEN・NIHONBYOIN・SHUPPANKAI, 2021

印刷・製本　三報社印刷株式会社　　　電話（03）3637-0005
広告取扱店　㈱日本医学広告社　　　　電話（03）5226-2791